经典科学系列

消化系统里的恐怖事

齐浩然　编著

金盾出版社

内 容 提 要

本书将会为你揭开消化系统所有的谜团，保证让你对自己身体消化系统的健康状况心知肚明。教你了解消化道有关知识，认识消化系统的血液循环，消化系统的运动调节等。书中精美的图片会给你的学习增添不少乐趣，使你记忆深刻，不易忘记。

图书在版编目（CIP）数据

消化系统里的恐怖事 / 齐浩然编著 . —北京：金盾出版社，2015.5
（经典科学系列）
ISBN 978-7-5082-9955-6

Ⅰ.①消… Ⅱ.①齐… Ⅲ.①消化系统—青少年读物 Ⅳ.①R318.14-49

中国版本图书馆 CIP 数据核字（2015）第 019255 号

金盾出版社出版、总发行

北京市太平路 5 号（地铁万寿路站往南）
邮政编码：100036 电话：68214039 83219215
传真：68276683 网址：www.jdcbs.cn
北京市业和印务有限公司印刷、装订
各地新华书店经销
开本：700×1000 1/16 印张：10.75 字数：200千字
2015 年 5 月第 1 版第 1 次印刷
印数：1～10 000 册 定价：26.80 元

目录 contents

消化系统的进化

原生动物

在动物进化过程中，消化系统经历了不同的发展阶段。原生动物的消化与营养方式有三种：光合营养，如眼虫体内有色素体，能通过光合作用获取营养，而没有特殊的消化器官；渗透性营养，通过体表渗透，直接吸收周围环境中呈溶解状态的物质，也没有分化的消化器官；吞噬营养，大部分原生动物能直接吞食固体的食物颗粒，并在细胞内形成食物泡。食物泡与细胞内的溶酶体融合后，各种水解酶遂将食物消化。有些原生动物，如草履虫，其细胞内具有胞口、胞咽、食物泡和胞肛等细胞器。

> 我有大核小核，你有吗？

腔肠动物

腔肠动物内胚层细胞所围成的原肠腔即其消化腔。这种消化腔有口，没有肛门，消化后的食物残渣也由口排出。这种消化系统称为不完全消化系统。腔肠动物兼有细胞内和细胞外消化两种形式，如水螅，以触手捕捉食物后，经过口送入消化腔，在消化腔内由腺细胞分泌酶进行细胞外消化，经消化后形成的一些食物颗粒，再由内皮肌细胞吞入，进行细胞内消化。

线形动物

线形动物的运动加强了，食物也变得复杂起来，消化系统进一步分化。其原肠腔的末端，外胚层内褶，形成后肠和肛门，使食物在消化管内可沿一个方向移动。消化管也分成一系列形态和功能不同的部分，如环节动物蚯蚓的消化管在口腔、咽、食管之后，有一膨大的嗉囊，可以暂时贮存食物；其后为厚壁的砂囊和细长的小肠，是对食物进行机械粉碎和酶解的主要场所；消化管的末端则主要贮存消化后残渣。

由于消化管中出现了膨大的部分，这就使动物可以在短时间内摄入大量食物，不再需要连续进食，从而获得时间去寻找新的食源。如金钱蛭的嗉囊容量很大，一次吸血可供胃和肠几个月的消化。

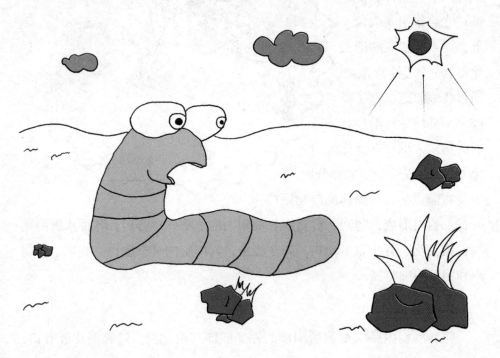

脊椎动物

脊椎动物的消化系统高度分化，形成了消化管和消化腺两大部分。大部分脊索动物如头索动物的文昌鱼，其消化管只包括三部分：口腔、咽和一个没有明确界线的管状咽后肠管。脊椎动物咽后肠管逐渐分化成一系列在解剖上和功能上可以区别的区域，即食管、胃、小肠、大肠、肛门。在进化过程中口腔和咽的变化最明显，这种变化与动物从水生进化到陆生有关。鱼类和两栖类还没有分隔口腔和鼻腔的结构——腭，口腔和咽是消化和呼吸的共同通道。爬行动物和鸟类的口腔顶部出现了一对长的皱褶，形成了空气从内鼻孔到咽部的通道。鳄和哺乳动物的鼻和口腔才被腭完全分开。鱼类的食管很短，在进化过程中随着咽变短和胃下降到腹部，食管变得越来越长。

鸟类的食管有一个膨大的部分叫作嗉囊，其功能是暂时贮存食物和软化食物。胃是消化管的明显膨大部分，食物在这里初步进行消化。圆口类以上的脊椎动物都有胃，但其大小和形态随食物的习性而各异。鸟类的胃分为两部分，前面的叫腺胃，分泌消化液；后面的叫肌胃或砂囊，肌胃借助于鸟类经常吞食的砂粒来磨碎食物，帮助消化液更好地发挥作用。哺乳

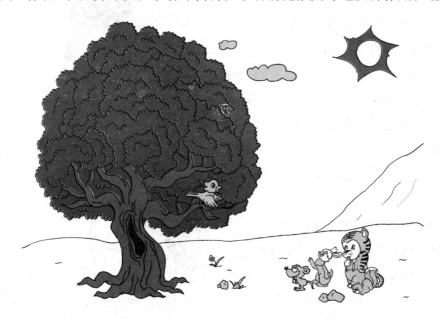

动物中的反刍类胃很大，常分成几个部分而构成复胃，如牛的胃可分为4个部分，复胃中生活着大量的细菌和纤毛虫，对于纤维素的消化起着重要作用。没有复胃的食草动物如马、兔等，其小肠和大肠交界处出现发达的盲肠，具有复胃的功能。胃后为肠，一般可分为十二指肠、小肠、大肠、直肠等部分。食草动物的肠比食肉动物和杂食动物的肠长得多。鸟类的肠相当短，直肠极短，不贮存粪便，是对飞行活动的适应。

发育过程

脊椎动物的消化系统虽因动物的种类不同而有一些差异，但其基本形态非常相似。

个体发生：胚胎发育到一定时期，扁平的胚盘便卷折成圆筒形，内胚层被卷入筒状的胚体内，成为一个盲管，从而形成了原始的消化管。原始的消化管一般可分为3个部分，头端部叫前肠，尾端部分叫后肠，与卵黄囊相连的中段叫中肠。在以后的发育过程中，前、中、后肠又分化成各消化器官。

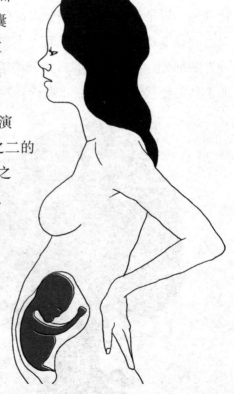

一般在胚胎发育的第四周，前肠演化为咽、食管、胃和十二指肠三分之二的部分；中肠演化为十二指肠的后三分之一部分以及空肠、回肠、盲肠、阑尾、升结肠和横结肠的前三分之二；后肠演化为横结肠的后三分之一以及降结肠、乙状结肠、直肠和肛管上段。

在前肠头端的腹面，有一个由内外胚层直接相贴而成的圆形区域，叫作口咽膜。口咽膜的外周高起，中央凹陷，叫作口凹。在胚胎发育的第四周，因为口咽膜破裂，口凹与前肠相通，所以原始的口腔与鼻腔是相通的，一直到胚胎发育的第八周末，由于腭的形成，口腔和鼻腔才被分隔开来。腭的形成是由两侧向中线生长愈合而成。在胚胎发育中，如果两侧腭突未能在中线合并，便产生腭裂的畸形。

后肠末端为一膨大的部分，叫作泄殖腔。在胚胎的第七周，由间充质形成的隔将泄殖腔分为背侧的直肠和腹侧的尿生殖窦。直肠末端由肛膜封闭，肛膜外周突起，中央凹陷，叫作原肛。第八周时原肛破裂，肠腔与外界相通，直肠的末端部分叫作肛管。肛管下部由原肛形成，其上皮属于外胚层。

原始消化管分化为上述各段的同时，胰、肝和脾也从原始消化管上皮中分化出来。肝和胰都是从肠的内胚层发生的，它们的原基都出现于胚胎发育的第四周。脾是从胃背侧系膜的间充质团发生的，以后完全独立而与胃无关。

消化管有两处膨大——胃和降结肠，它们分别具有贮存食物和粪便的功能。人消化管总长约 6 ~ 7 米，其中从门齿到胃出口部约长 75 厘米，小肠长 4 ~ 5 米，结肠约 1 米，直肠约 20 ~ 25 厘米。

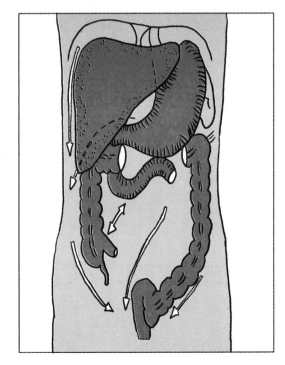

组织解剖消化管壁的构造，除口腔外，一般可分 4 层，由里向外，依次为黏膜、黏膜下层、肌层和外膜。黏膜经常分泌黏液，使腔面保持滑润，可使消化管壁免受食物和消化液的化学侵蚀和机械损伤。消化管有的部位上皮下陷，形成各种消化腺，大部分消化管黏膜均形成皱褶，小肠黏膜的皱褶上还有指状突起的绒毛。这些结构使消化管的内表面积大大增加，有利于吸收，故黏膜层是消化和吸收的重要结构，黏膜下层由疏松结缔组织组成，其中含有较大的血管、淋巴管和神经丛，有些部位的黏膜下层中没有腺体。消化管的肌层除口腔、咽部、食管上 1/3 以及肛门等为骨骼肌外，其余大部分消化管的肌层均为平滑肌。

消化管的运动

消化管的平滑肌是一种兴奋性较低，收缩缓慢的肌肉。它经常处于轻度收缩状态，叫作紧张性收缩。紧张性收缩使消化管管腔内经常保持一定的压力，并使消化管维持一定的形态和位置。消化管肌肉的各种收缩运动，也都是在紧张性收缩的基础上发生的。此外，消化管平滑肌还有较大的伸展性，最长时可比原来的长度增加 2 ~ 3 倍，是消化管容纳大量食物的一种适应。消化管的主要运动形式是蠕动，蠕动通常是在食物的刺激下，通过神经系统，反射性地引起一种推进性的波形运动。蠕动波发生时，在食团的上方产生收缩波，食团的下方产生舒张波，一对收缩和舒张波顺序推进，遂使食物在消化管中下移。胃的一个蠕动波通常可将 1 ~ 3 毫升的食糜推送入十二指肠。蠕动还可研磨食物，使食物与消化液充分混合，从而有利于酶解。

小肠有一种重要的分节运动。这是一种以环行肌为主的节律性收缩和舒张的运动。在含有食糜的一段肠管内，环行肌在许多点同时收缩，把食糜分割成许多节段，随后，原来收缩的部位舒张，舒张的部位收缩，如此反复进行，使食糜

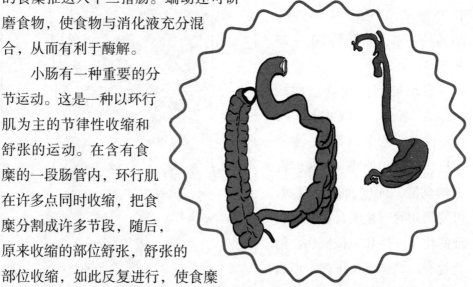

不断地分开，又不断地混合。分节运动的推进作用很小，其意义主要使食物与消化液充分混合，便于化学性消化，是一种混匀性运动。分节运动还使食糜与肠壁紧密接触，有利于吸收。

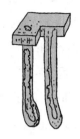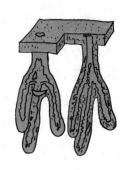

消化腺的形态与结构按其分布的位置可分为大、小两种类型。小型消化腺局限于消化管的管壁内，如唇腺、舌腺、食管腺、胃腺和肠腺等。这些小型消化腺根据其形态

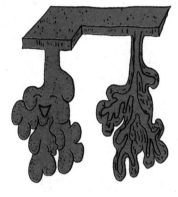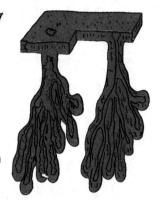

的不同，又可分为单管状腺、分支管状腺、复泡管状腺、复管泡状腺等。大型消化腺位于消化管壁之外，它包括唾液腺、胰腺和肝脏。大型消化腺外面一般均包以结缔组织被膜。结缔组织深入腺体实质，将腺体分隔为若干叶和小叶。腺体由分泌部和排出部组成，分泌部也叫腺泡，分泌消化酶和黏液等物质。排出部是指各级分支的导管，它们将分泌物排出到消化管腔内，导管的上皮细胞也具有分泌水和电解质的功能。

消化腺分泌物的量和成分与刺激的性质和强度有关。例如喂狗以肉粉，可引起大量黏稠的唾液分泌；而给它有害物质如酸时，则引起大量稀薄的唾液分泌。长期吃大量糖类食物，则人唾液中的淀粉酶浓度升高。幼年反刍动物以母奶为主要食物，故胃液中含有强烈凝乳作用的凝乳酶等。这些现象都反映消化腺的分泌能对刺激产生适应性变化。

消化腺的分泌活动包括：细胞从细胞外液摄取原料，然后在细胞内合成与浓缩，形成分泌颗粒在细胞内贮存，以及最后向细胞外释放等一系列

过程。它是腺细胞主动活动的结果。需要消耗能量、氧和营养物质。引起消化腺分泌的自然刺激物是食物，食物可以通过神经和体液途径刺激或抑制腺体分泌。不同的神经和不同的传入冲动可引起不同腺细胞发生不同程度的活动。人在一昼夜所分泌的消化液的总量约6000～8000毫升。

消化管的不同部分的吸收能力和吸收速度是不同的，这主要取决该部分消化管的组织结构以及食物在该部分的成分和停留的时间。口腔和食管不吸收食物，胃只吸收酒精和少量水分，大肠主要吸收水分和盐类，实际上小肠内容物进入大肠时可吸收的物质含量不多。

小肠是吸收的主要部位。人的小肠黏膜的面积约10平方米，食物在小肠内被充分消化，达到能被吸收的状态；食物在小肠内停留的时间较长，这些都是小肠吸收的有利条件。小肠不仅吸收被消化的食物，而且吸收分泌入消化管腔内的各种消化液所含的水分、无机盐和某些有机成分。因此，人每天由小肠吸收的液体量可达7～8升之多。如果这样大量的液体不能被重吸收，必将严重影响吸收的机制包括简单扩散、易化扩散等被动过程，以及通过细胞膜上载体运转的主动吸收过程。

营养素通过肠上皮细胞进入体内的途径有两条：一是进入肠壁的毛细血管，直接入血液循环，如葡萄糖、氨基酸、甘油和甘油一酯、电解质和水溶性维生素等，主要是通过这条途径吸收的；另一条途径是进入肠壁的毛细淋巴管，经淋巴系统再进入血液循环，如大部分脂肪酸和脂溶性维生素是遵循这条途径间接进入血液的。

消化系统的血液循环

消化系统各器官的血液供应主要来自腹主动脉的分支：腹腔动脉，肠系膜上、下动脉。腹腔动脉供给食管下段、胃、十二指肠、胰腺、胆囊、脾脏及大、小网膜的营养。腹腔动脉的分支与食管动脉及肠系膜上动脉的分支相吻合。肠系膜上有动脉营养胰腺、十二指肠、空肠、回肠、盲肠、阑尾、升结肠、横结肠、小肠系膜及横结肠系膜。肠系膜上动脉在十二指肠与腹腔动脉相吻合，在结肠左曲与肠系膜下动脉相吻合。肠系膜下动脉营养结肠、乙状结肠及直肠的上 2/3 部分，它与肠系膜上动脉及腹腔动脉形成合支。

消化器官的血流量受机体全身血液循环功能状态、血压和血量的影响；并与机体在不同的活动状态下，血液在各器官间重新分配有关。进食活动通过神经和体液机制，不仅增加消化管运动和消化腺分泌，同时，流经消化器官的血量也相应地增多。一般认为，流经消化器官的血量对于消化管和消化腺的功能，具有允许作用和保证作用。如果血管强烈收缩，血流量减少，消化液分泌随之大为减少，消化管运动也随之大为减弱。

胃贲门至直肠上部之间的消化管静脉血汇流入肠系膜上静脉。胰腺、肠、脾的静脉血则汇流入脾静脉和肠系膜下静脉，它们不直接到下腔静脉。肠系膜上、下静脉汇合成门静脉进入肝脏。门静脉在肝内分支，形成小叶间静脉，小叶间静脉多次分支，最后分出短小的终末支，进入肝血窦。在肝

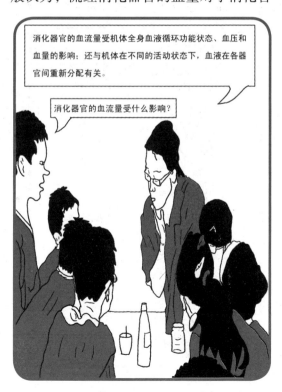

消化器官的血流量受机体全身血液循环功能状态、血压和血量的影响；还与机体在不同的活动状态下，血液在各器官间重新分配有关。

消化器官的血流量受什么影响？

血窦内，血液与肝细胞进行充分的物质交换后，汇入中央静脉，中央静脉又汇合成小叶下静脉，进而汇合成 2 ~ 3 支肝静脉，肝静脉出肝后注入下腔静脉。门静脉是肝的功能血管，它汇集了来自消化管的静脉血，其血液内含有从胃肠道吸收的丰富的营养物，输入肝内，借肝细胞加工和贮存。门静脉血中的有毒物质在经过肝脏处理后，变成比较无毒的或溶解度较大的物质，随胆汁和尿液排出体外。由门静脉供应肝的血量约占供应肝的总血量的 3/4。

消化系统活动的调节

在消化过程中，消化系统各部分的活动是紧密联系、相互协调的。如消化管运动增强时，消化液的分泌也增加，使消化和吸收得以正常进行。又如食物在口腔内咀嚼时，就反射性地引起胃、小肠运动和分泌的加强，为接纳和消化食物作准备。消化系统各部分的协调，是在中枢神经系统控制下，通过神经和体液两种机制的调节实现的。

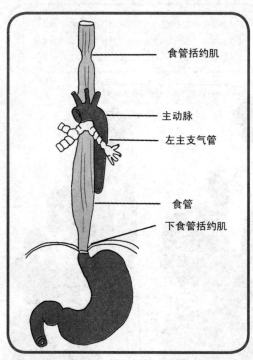

食管括约肌

主动脉

左主支气管

食管

下食管括约肌

神经调节消化系统全部结构中，除口腔、食管上段和肛门外括约肌受躯体神经支配外，其他部分都受自主性神经系统中的交感和副交感神经的双重支配，其中副交感神经的作用是主要的。支配消化系统的交感神经起源于脊髓的第 3 胸节至第 3 腰节，在腹腔神经节更换神经元后，节后纤维随血管分布到消化腺和消化管。节后纤维的末梢释放甲肾上腺素，这一神经递质作用于靶细胞上的肾上腺素能 α 或 β 受体而发挥其效应。支配消化系统的副交感神经主要发自延髓的迷走神经，只有远端结肠的副交感神经是来自脊髓骶段的盆神经。副交感神经的节前纤维进入消化管壁后，首先与位于管壁内的神经细胞发生突触联系，然后发生节后纤维支配消化管的肌肉和黏膜内的腺体。节后纤维末梢释放乙酰胆碱，这一神经递质作用于靶细胞上的毒蕈碱受体而发挥其效应。

交感神经和副交感神经对消化系统的作用是对立统一的。副交感神经兴奋时，使胃肠运动增强，腺体分泌增加；而交感神经的作用则相反，它兴奋时，使胃肠运动减弱，腺体分泌减少。支配消化系统的自主性神经，除交感和副交感神经外，还存在着第三种成分。有人认为是嘌呤能神经，其节后末梢释放嘌呤类如三磷酸腺苷；但更多的人则认为是肽能神经，其末梢释放的神经递质是肽类物质，如血管活性肠肽、P物质、脑啡肽、生长抑素、蛙皮样肽、八肽胆囊收缩素、胃泌素、神经降压素等。肽能神经在消化系统的活动中可能主要起抑制性作用。

此外，从食管中段起到肛门为止的绝大部分的消化管壁内，还含有内在的神经结构，叫作壁内神经丛，食物对消化管腔的机械或化学刺激，可通过壁内神经丛引起局部的消化管运动和消化腺分泌。壁内神经丛包括黏膜下层的黏膜下神经丛和位于纵行肌层和环行肌层之间的肌间神经丛。

体液调节消化系统的活动还受到由其本身所产生的内分泌物质——胃肠激素的调节。

从胃贲门到直肠的消化黏膜中，分散地存在着多种内分泌细胞。消化管内的食物成分、消化液的化学成分、神经末梢所释放的化学递质以及内分泌细胞周围组织液中的其他激素，都可以刺激或抑制这些内分泌细胞的活动。不同的内分泌细胞释放不同的肽，这些肽类进入血液，通过血液循环再作用于消化系统的特定部位的靶细胞，调节它们的活动。例如，在食物中蛋白质分解产物的作用下，存在于胃幽门部黏膜中的内分泌细胞，可释放出一种由17个氨基酸残基组成的肽，叫作胃泌素。胃泌素通过血液循环，作用于胃底和胃体部的胃腺和胃壁肌肉，引起胃液分泌增加和胃运动增强。对胃肠分泌活动来说，激素调节比神经调节具有更重要的意义。

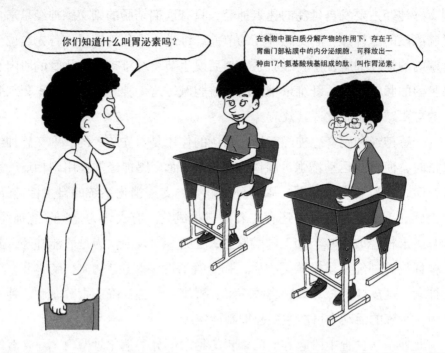

> 你们知道什么叫胃泌素吗？

> 在食物中蛋白质分解产物的作用下，存在于胃幽门部粘膜中的内分泌细胞，可释放出一种由17个氨基酸残基组成的肽，叫作胃泌素。

但两者的相互作用也不容忽视，例如，神经和激素同时作用于同一个靶细胞时有相互加强作用；又如刺激迷走神经，特别是刺激迷走神经的背干，引起胃泌素分泌明显增加；切断内脏神经，可使此反应加强，说明内脏神经具有抑制胃泌素分泌的作用。

与机体其他功能的联系

消化系统的活动在机体内与循环、呼吸、代谢等有着密切的联系。在消化期内，循环系统的活动相应加强，流经消化器官的血量也增多，从而有利于营养物质的消化和吸收。相反，循环系统功能障碍，特别是门静脉循环障碍，将会严重影响消化和吸收功能的正常进行。消化活动与其紧接着的下一过程中间代谢也有紧密的联系。进食动作可反射兴奋迷走神经——胰岛素系统，促使胰岛素的早期释放；在消化过程中，由食物和消化产物刺激所释放的某些胃肠激素，也能引起胰岛素分泌。胰岛素是促进体内能源贮存的重要激素，胰岛素的早期释放有利于及时地促进营养物质的中间代谢，有利于有效地贮存能源，这些对机体的生命活动是有益的。精神焦虑、紧张或自主性神经系统功能紊乱，都会引起消化管运动和消化腺分泌的失调，进而产生胃肠组织的损伤。

人们习惯于在饭后吃水果，以为这样可以帮助食物中的蛋白质、脂肪、糖类等营养物质的消化吸收。一些营养学家认为，饭后吃水果，日久会导致消化功能紊乱。因为食物进入胃内需经过 1～2 小时消化后才能慢慢被排出，而水果极易被吸收，不需在胃中久留，它是单糖类食物，如在胃中停留时间过长，易引起腹胀、腹泻或便秘等症。营养学家认为，饭前一小时吃水果最好。这样，可以使人体免疫功能保持正常。

在宴会上，水果有时就当作甜点，有时是正餐后的一道清口菜，各种水果该如何摆放，有何礼仪？简介如下：

奇异果：奇异果经去皮，并且像番茄切片后，通常当成水果盘的材料，或者用来点缀沙拉和甜点。

瓜、木瓜和石榴：这几种水果通常上桌前都会先加以冷冻，并且依其体积大小，分切成两半或四等分。像木瓜之类内部有许多籽的水果，上桌前所有的籽应该都已清除干净，到时就用汤匙将果肉挖出来吃。

新鲜凤梨：用一把利刀切去凤梨头尾两端及崎岖带刺的外皮，再将剩

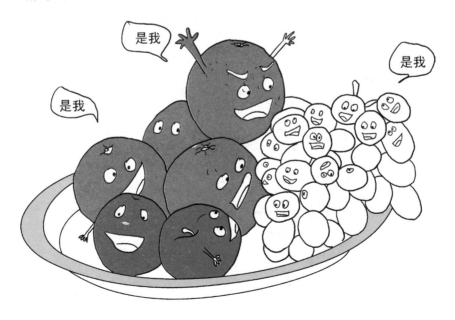

下的果肉分切成圆形的薄片。这样的风梨切片装在盘中端上餐桌后，客人可用吃甜点的叉子和汤匙来吃。

西瓜：除非事先切好，去掉西瓜子，当作水果盘中的一样水果，否则西瓜实不宜列入正式餐宴的菜单。西瓜上不了正式餐宴场合，原因在于这种水果的籽太多，客人吃的时候必须不断地吐子，再用手将西瓜子放到盘子里；不过，在户外非正式的场合上，西瓜可就非常受欢迎，因为这种场合中每一个人都可以自由自在地吐籽，不是只有小孩才可以这么做。

水果是人们喜爱的食品，它甘甜可口，营养丰富，还有防病治病的功效。水果中富含的维生素 C 可增强人体抵抗力，防止感冒、坏血病等。苹果、柠檬中含有苹果酸、柠檬酸等营养物质，有较好地消除水肿作用。

但食用水果不当，也会影响健康。食用柠檬过多，会损伤黏膜而导致胃肠疾病。空腹吃柿子，柿子中含有的鞣酸与胃酸结合易凝固成块而形成"柿石"。多吃柿子还会影响人体对铁的吸收。杏仁中的苦杏仁甙，水解后会生成毒性很强的氢氰酸或苯甲醛，如果吃法不当，会引起急性中毒。菠萝中的菠萝朊酶易引起过敏反应。过量食用栗子会导致血糖下降、头晕。有溃疡病和胃酸过多的人，不宜吃杨梅、李子等酸度大的水果。所以，食用水果，一定要根据自己的体质进行选择，并且适量。

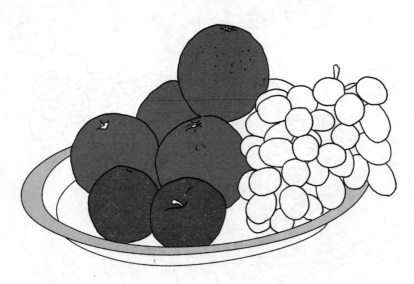

恐怖的发现

消化之旅

人们首先将食物摄入口中，咀嚼数分钟后咽下。于是，食物之旅便开始了。咽下去的食物来到气管与食管的歧路时，朝向气管之路的盖子会关闭，所以食物就被送入食管。食管长约25厘米，仅需1～2秒钟就可通过，再经由贲门进入胃。食物在胃中约停留2～3小时，在这段时间里，食物被消化为黏糊糊的粥状，之后，再经由幽门进入十二指肠。十二指肠

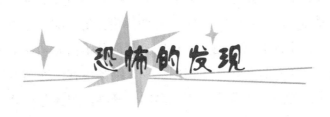

长约25厘米，食物在这里再被胆汁和胰液消化。然后进入小肠，小肠长5～7米，需要4～6小时才能通过。在这段时间内，食物的养分被吸收，残留的渣滓则经过回盲瓣，进入长1.5～1.7米的大肠。大肠将残渣的水分吸收，经过12～14小时。肛门打开，残渣成为大便排出体外。如此这般，从口进入的食物便结束了全程7～9米，为时约30个小时的消化之旅。

15

食物在消化道旅行并不轻松，一路上险情不断。但通过食物消化道旅行的了解，我们能够认识机体的"内在智慧"，如何日理万机，处理着每天进口的形形色色的食物，又怎样应付各种食物所引起的挑战。

随着舌头的蠕动，食物顺着食道来到了胃部。这里好像是个醋罐子，实际上比醋还要酸，pH 值在 2.0 左右。胃壁细胞分泌盐酸，是为了将食物消化成食糜，在这里还有胃蛋白酶，可以消化部分蛋白质。这里太酸了！食物从幽门窦离开了，进入了十二指肠。十二指肠里有许许多多的黏液，这些黏液是由十二指肠壁上很多小小的名叫布隆纳氏腺体分泌的，目的是为了保护肠壁不受胃酸的侵蚀。在十二指肠的肠壁上有一个出口，一出了这个口子，大量的黏液就不见了，推测这个地方可能不是强酸性的，否则聪明的机体不会不加以保护的。果真不错，这个出口处的 pH 值竟然是 7.0 ~ 8.0。

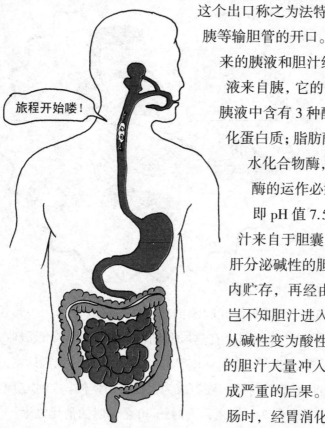

旅程开始喽！

这个出口称之为法特氏壶腹，它是肝、胆、胰等输胆管的开口。每天从这个口子涌进来的胰液和胆汁约有 1.9 千克之多。胰液来自胰，它的 pH 值是 8.0，碱性的。胰液中含有 3 种酶：胰蛋白酶，负责消化蛋白质；脂肪酶，负责消化脂肪；碳水化合物酶，负责消化淀粉。这些酶的运作必须在碱性环境中进行，即 pH 值 7.5 ~ 8.2 的环境中。胆汁来自于胆囊，但是是由肝分泌的。肝分泌碱性的胆汁，然后胆汁到胆囊内贮存，再经由胆囊输入十二指肠。岂不知胆汁进入胆囊后，有时竟然会从碱性变为酸性。如果这些变成酸性的胆汁大量冲入十二指肠后，将会造成严重的后果。刚才食物路经十二指肠时，经胃消化的大量酸性食糜是靠胆汁和胰液来中和的，只有在中和酸性食糜后，胰液中的 3 种酶才有工作的可能，否则它们不可能在酸性环境中工作。

我们都知道一种叫十二指肠溃疡的疾病。它的发生是因为胆汁变成酸性的了，不能很好中和经胃消化来的酸性食糜，使十二指肠肠壁受侵蚀，造成十二指肠溃疡。难怪 3/4 的溃疡发生在十二指肠。奇怪的是，肝里分泌的碱性胆汁，到胆囊后怎么会变成酸性的呢？那就让我们再来认识一下胆囊吧。胆囊是肝分泌的胆汁的贮存处，胆汁来到这里后被浓缩了。按理来说，胆汁除去了水分以后，更应该呈碱性才对，怎么有时会变成酸性呢？机体的"内在智慧"是绝对不会弄错的，除非是出了什么紧急情况或者出于无奈。到底什么情况会使得胆汁由碱性变成酸性呢？胆囊有重新吸收水分和矿物质的生理功能，也就是说，胆囊会将矿物质从胆汁中掠走，送回到血液中去。难怪胆汁变成酸性的了。当然，不是机体想"制造"酸性胆汁，而实在是机体的别处太需要"救火了"，才不得已这样做的。所以，酸性胆汁不是"因"，而是"果"。

既然说到了胆囊，我们一起来了解一下胆结石到底是什么东西，它是怎样长出来的？人体内的胆结石，大都是由胆固醇和色素构成的，或者由胆固醇、胆红素、蛋白质结合而成的。当然，最主要的成分是胆固醇，胆固醇原来是呈液体状的，但是当机体需要大量碱性资源中和酸时，抽走了钠等矿物质盐类，胆固醇与盐类的比例遭到破坏，则由液体变成了固体，生成了结石。

机体保持体液的 PH 值，是因为细胞正常运作是第一重要的。至于骨质疏松、胆结石等，因为都不会马上危及生命，所以机体也就暂时不去管它了。

我们知道，胃酸是一种腐蚀性很强的酸，其浓度足可以把金属锌溶化掉。既然胃的消化能力这么强，为什么不会消化掉自身呢？要回答这个问题，还得先从食物的消化谈起。

消化的起点

人们常用"狼吞虎咽"来形容吃东西吃得很香，其实，人们完全不必

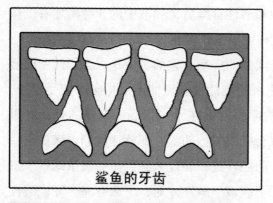

鲨鱼的牙齿

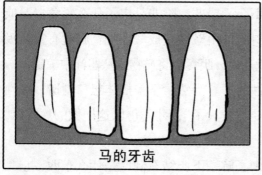

马的牙齿

羡慕任何一种动物吃东西的方式。比如，鳄鱼有像钉子的牙齿，坚固有力，但却难以对食物进行充分咀嚼，消化的效率很低。另一个极端是像马、牛的食草动物，它们的牙齿形状扁平，使"碾磨"成为咀嚼方式，效率也不高，以致它们不得不把大量的时间都花在咀嚼食物上。

实际上，在所有动物中，人类从食物中获得的能量是最多的，因为人类口中上下相对的臼齿可以使上下牙槽沟完美地咬合，提高咀嚼效率。其次，人类还有一个优势是颌骨，它有一种像杠杆的巧妙设计，既省力，又能带动牙齿压碎食物。

当然，口腔的功能可不仅仅是切碎食物，唾液也是消化的重要一环。首先，唾液可以湿润口腔黏膜和食物，使其便于吞咽。当我们进食的时候，由于食物刺激口腔黏膜和舌上感受器，唾液分泌大量增加，使食物溶解并与其充分混合。这样，不仅能够充分刺激味蕾，品出食物的味道，还能够使食物在淀粉酶的作用下，初步消化分解成麦芽糖，有利于胃肠的进一步消化。

我们"走"完了消化道的"前半段"，如果说从口腔到胃还只是消化的热身阶段的话，到了肠道，消化与吸收就算真正开始了。

在胃内，吃进的食物经过充分的研磨、搅拌，变成了粥样的食糜状态。然后，胃会通过幽门小量多次地把食糜向肠道推送，接下来，就该由肠道"粉墨登场"了。

小肠："取其精华，去其糟粕"

成人的肠道分为小肠和大肠，共长约8米。从幽门至盲肠的一段为小肠，约长5米多。小肠的第一段，就是"大名鼎鼎"的十二指肠，由于相当于人的12个手指排列的宽度，故而得名。十二指肠形态曲折，外形呈马蹄形，其起始部肠壁较薄，是溃疡的好发部位。同时，十二指肠还是上消化道和下消化道的分界点，比如，十二指肠及其以上部位的出血即为上消化道出血，以下为下消化道出血。

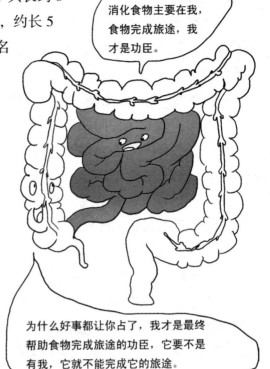

消化食物主要在我，食物完成旅途，我才是功臣。

为什么好事都让你占了，我才是最终帮助食物完成旅途的功臣，它要不是有我，它就不能完成它的旅途。

小肠是消化、吸收的主要场所。食物在小肠内受到胰液、胆汁和小肠液的化学性消化以及小肠的机械性消化作用，各种营养成分逐渐被分解为简单的可吸收的小分子物质。小肠内壁有很多"绒毛状"的突起，每个突起内部都有吸收营养物质的"通道"和专门的"搬运工"，在渗透作用和"主动搬运"的作用下，营养成分就顺利被人体吸收了。

食物通过小肠后，消化过程已基本完成，只留下难于消化的食物残渣，从小肠进入大肠。

大肠：最郁闷的分工

如果要问人体内哪一个器官的工作最"郁闷"，那就非大肠莫属了，因为它的工作就是生成并排出粪便。不过，大肠也不必因此"自卑"，毕竟谁都不能缺了它。

从盲肠到肛门的一段即为大肠，约长1.5米。大肠没有消化作用，仅具备一定的吸收功能。残渣在大肠内被肠壁吸收了水分之后，就变成了粪便经肛门排出体外。

与小肠相连的大肠开始的一段称为盲肠，它只有 6～8 厘米长，可控制食糜过快地从小肠进入大肠。盲肠中的细菌还会制造人体需要的 B 族维生素、维生素 K 等。

在盲肠的内侧，还拖着一条"小尾巴"——阑尾。阑尾的形态如同一条蚯蚓，是一个退化了的附属器官。由于管腔狭窄，阑尾内常有粪便、结石、寄生虫等存留，这些因素都可造成阑尾腔内容物引流不畅，造成血循环障碍，引起阑尾缺血坏死而发炎。

通过盲肠以后，食物残渣经升结肠、横结肠、降结肠、乙状结肠一路来到了肠道的最后一站——直肠。在这里，经常遇到的问题是烦人的痔疮。痔疮是怎么发生的呢？其实，痔疮就是屈曲扩张的血管。由于肛门直肠处于人体的下垂部位，血液由下向上向心脏回流比较困难，容易造成肛门直肠区静脉丛瘀血、扩张，如长期处于久蹲、久站或经常便秘使腹部压力增加，以及经常吃刺激性食物、饮酒，就会引发痔疮。

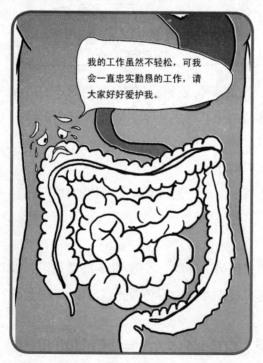

现在大家已经知道，作为消化吸收营养、排出废物的"工厂"，肠道的工作并不轻松，如果您不希望惟一的食物处理厂出现问题的话，就好好爱护自己的肠道吧。

人吃下去的食物，在肠道菌群的作用下发酵、腐败，便会产生一些气体，形成屁。吃高蛋白饮食时，食物在腐败时会产生大量硫化氢，所以有特殊臭味。一般吃得越香，放屁就越臭，吃粗茶淡饭臭味就少些。

链接：肠道健康法则

1. 多喝水：水是天然的润滑剂，让一切物质能一路顺畅地"滑下"消化系统。

2. 膳食结构要均衡：饮食应做到粗细搭配，荤素都吃，尤其是要常吃些全谷类、薯类、豆类、蔬菜瓜果等富含膳食纤维的食物。

3. 淡泊宁静平常心：胃肠对情绪十分敏感，过度紧张、焦虑、压抑、恼怒、忧愁等不良情绪，皆可导致胃肠道生理功能发生紊乱。

神秘细菌战争

大肠菌过去被视为肠内细菌的代表。大肠菌之所以容易培养，是因为它是需氧性的细菌，换句话说，只要有空气的地方就可以培养；威尔斯菌、厌氧性链球菌、双歧杆菌等，都属于厌氧性细菌。这些细菌各自还可以细分为 10 至 20 种，全部加起来有 100 种之多。

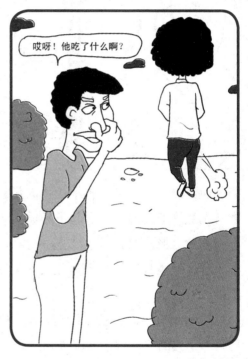

我们的肠内环境是否干净，通常是由"双歧杆菌"和"威尔斯菌"这两种细菌在肠内的势力消长来决定的。亦即肠内细菌之间也会展开"战争"。换句话说，这两种细菌总是在肠内争权夺利。如果双歧杆菌的势力伸张，肠内环境就会获得改善；反之，若是威尔斯菌等坏细菌的势力较大时，肠内环境即会恶化。

肠道内的有益菌和有害菌

人体肠道内的细菌大致可分为两类。其中一类是有益菌，如双歧杆菌、乳酸杆菌、大肠杆菌和球杆菌等。它们是我们值得信赖的朋友，时刻准备着为我们的身体健康打响保卫战，保持肠内环境的稳定，减少消化道癌症

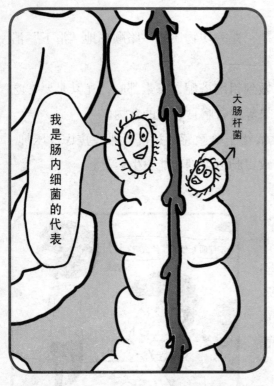

我是肠内细菌的代表

大肠杆菌

的发生率。正是有了这些细菌的存在，我们才能潇洒优哉的生活。

肠道内还有一类细菌，如葡萄球菌、变形杆菌、空肠弯曲菌等，它们是我们深恶痛绝的敌人。在肠道内环境发生变化时，它们往往就伺机而动，跳出来作乱，于是就引发了便秘、腹泻、腹痛等病症。

其实，在正常情况下，这些细菌微生物是互相依存，互相制约，保持着一定数量和比例的。但在人体抵抗力下降的情况下，肠道内的有益菌群被抑制而数量减少，另一种细菌就大量繁殖，肠道内菌群失调，肠道被这些乘机作乱的细菌感染，引起了肠道疾病。

因此，肠道环境平衡是这两类细菌战斗的结果，谁占上风，就决定了人身体健康状况如何。为此，科学家们还引入了一个新的概念——肠道年龄。

所谓肠道年龄，就是随着年龄的增长，肠道内菌群势力的分布变化，反映一个人的身体健康状况如何。肠道内的有益细菌越多，肠道就越年轻，人的身体健康状况也就越好，反之，则越不好。

因此，从这个意义上讲，肠道是反映人体健康的一面镜子。肠道出问题了，一些疾病就会找上来，比如，阑尾炎、肠梗阻等。

阑尾不见得就是"烂尾"

阑尾位于腹部右下方，有7～9厘米长，与盲肠相通。阑尾又称蚓突，

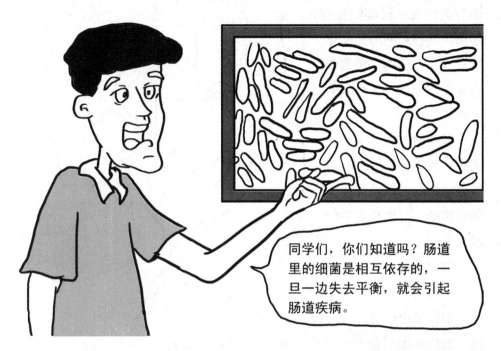

同学们，你们知道吗？肠道里的细菌是相互依存的，一旦一边失去平衡，就会引起肠道疾病。

是细长弯曲的盲管，在腹部的右方，位于盲肠与回肠之间，它的根部连于盲肠的后内侧壁，远端游离并闭锁，活动范围因人而异，变化很大，受系膜等的影响，阑尾可伸向腹腔的任何方位。

不少人认为阑尾是人体的一种退化器官，主张阑尾无用论，因此有很多人在阑尾没有发生病变的时候也通过手术将其割去，其实这种做法是错误的。

美国俄克拉荷马州立大学学教授劳伦·马丁最近指出，阑尾在胎儿和青少年时期起着非常重要的作用。胚胎在发育到第 11 周左右，阑尾中就已经出现了内分泌细胞。这些内分泌细胞，已经产生了生物氨和肽激素，以及有助于生物学控制机制的化合物。

阑尾跟免疫功能有关。人出生后不久，淋巴组织便开始在阑尾聚积，20 岁左右达到高峰，在此之后就迅速下降，并在 60 岁后消失殆尽。

在身体发育阶段，阑尾能够发挥淋巴器官的功能，帮助淋巴细胞向身体其他部位转移。阑尾还可以帮助抑制具有潜在破坏性作用的抗体反应，同时能够提供局部的免疫作用。这种局部的免疫作用对食物、药物、细菌或病毒性抗原的控制中发挥了重要的作用。

最新研究成果显示，阑尾还可以分泌细胞和各种消化酶，以及促使肠管蠕动、与生长有关的激素等。

简介

阑尾尖端可指向各个方向，根据国内体质调查资料，阑尾一般以回肠后位和盲肠后位最多，盆位次之，再次为盲肠下位和回肠前位。此外，还可有肝下位和左下腹位等。阑尾的长度

阑尾

平均 7 ~ 9 厘米，也可变动于 2 ~ 20 厘米之间，上端开口于盲肠，开口处也有不太明显的半月形黏膜皱襞。阑尾外径介于 0.5 ~ 1.0 厘米，管腔的内径狭小，静止时仅有 0.2 厘米。

阑尾在腹腔内的位置决定于盲肠的位置，附于其后内侧壁，随盲肠位置而变异，通常位于右下腹。其基底部位置一般固定于盲肠三条结肠带的汇合处。其体表投影约在脐与右髂前上棘连线中、外 1/3 交界处，称为麦氏点。有时也以左、右髂前上棘连线的中、右 1/3 交点表示。

阑尾的血液运动来自阑尾动脉，它是一个无侧支的终末动脉，是肠系膜上动脉所属回结肠动脉的分支。因此，一旦发生血液循环障碍，易使阑尾发生坏死。阑尾静脉回流是经阑尾静脉、回结肠静脉、肠系膜上静脉、门静脉入肝。因此，当阑尾发生化脓性感染时，细菌栓子可引起门静脉炎和肝脓肿。

阑尾是一个淋巴器官，其淋巴液回流方向与静脉血回流相一致，可到回结肠淋巴结。阑尾的淋巴组织在出生后就开始出现，12~20岁达高峰，以后渐减少，60岁后渐消失，因此成人切除阑尾，无损于机体的免疫功能。

阑尾的神经由交感神经纤维经腹腔丛和内脏小神经传入，因其传入的脊髓节段在第10、11胸节，所以急性阑尾炎发病开始时，常有第10脊神经所分布的脐周围伴随疼痛。

一般认为儿童和青年时期阑尾具有发达的淋巴组织，能传输有免疫活性的淋巴细胞，故阑尾可称为免疫器官之一，到成年人后，这种免疫功能已被全身淋巴结和脾脏所代替。此外，阑尾黏膜有分泌功能，阑尾壁也有蠕动功能。

由此看来，阑尾的功能似乎是使白细胞接触胃肠道里的大量抗原，即外来物质。因此，阑尾可以帮助抑制具有潜在破坏作用的体液性抗体反应，同时能够提供局部的免疫作用，阑尾吸收肠道内的抗原并对其做出反应。这种局部

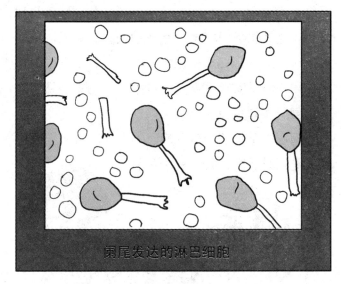

阑尾发达的淋巴细胞

的免疫系统在生理免疫反应以及对食物、药物、细菌或病毒性抗原的控制中发挥了重要的作用。目前，科学家正在对这些局部免疫反应与炎症性肠疾病以及自体免疫反应之间的关系进行研究。

美国学者：阑尾并非无作用切莫轻易切除

阑尾是回肠与盲肠交界处的一条蚯蚓状突起，有时会发炎，称为阑尾炎，老百姓称作"盲肠炎"。过去认为阑尾是人类进化过程中留下的一段

没有生理作用的肠子，还要发炎，招来疾病，所以一发炎就通过手术将其切除。

胎儿出生后，淋巴组织开始少量积聚在阑尾中，在 20 ~ 30 岁时达到最高峰，以后迅速下降，到了 60 岁后完全消失。在人类的早期发育，阑尾作为一种淋巴器官，有助于 B 淋巴细胞的成熟。B 淋巴细胞是一种白细胞，并产生一种称为免疫球蛋白的抗体。研究人员还发现，阑尾还参与产生一种分子，这种分子能直接帮助淋巴细胞移动至身体的其他部位。

阑尾的功能还包括使白细胞对各种抗原或存在于胃肠道的异物产生影响，这样阑尾就有可能抑制破坏血液和淋巴产生的体液抗体反应，促进了局部的免疫功能。阑尾又像胃肠道其他部位很薄的派尔淋巴集合小结构——从肠道内容物中吸收抗原并对这些内容物产生反应。这个局部免疫系统在生物及控制食物、药品、微生物和病毒抗原方面均起了至关重要的作用。这些局部免疫系统和肠道炎症，以及附属于全身免疫系统的自体免疫反应的关系，目前还在研究之中。鉴于阑尾的这些生理作用，科学家呼吁人们善待阑尾，切莫轻易切除。

阑尾炎知多少

阑尾炎是腹部的常见病、多发病。大多数阑尾炎病人能及时就医，获得良好治疗。

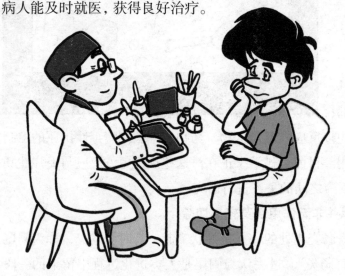

但是，有时没有引起足够的重视或处理不当，则会出现一些严重的并发症。到目前为止，急性阑尾炎仍有 0.1% ~ 0.5% 的死亡率。阑尾炎可发生在任何年龄，但以青壮年为多见，20 ~ 30 岁为发病高峰。

典型阑尾炎有下列一些症状：

1. 右下腹疼痛；

2. 恶心、呕吐；

3. 便秘或腹泻；

4. 低烧；

5. 食欲不振和腹胀等。

阑尾炎的腹痛开始的部位多在上腹部、剑突下或肚脐周围，约经 6 ~ 8 小时后，腹痛部位逐渐下移，最后固定于右下腹部。咳嗽、打喷嚏或按压时，右下腹都会疼痛。有上述症状，应该立即就近看医生，不要掉以轻心。

细菌感染和阑尾腔的阻塞是阑尾炎发病的二个主要因素。阑尾是一条细长的盲管，管腔狭小，容易滞留来自肠腔的粪便及细菌。阑尾壁有很多神经装置，阑尾根部有类似括约肌的结构，故受刺激时易于收缩使管腔更为狭窄。阑尾动脉为回结肠动脉的终末分支，是一条终动脉，故因刺激发生挛缩或有阻塞时，常招致阑尾的缺血甚至坏死。阑尾炎因细菌感染引起，但无特定的病原菌。通常在阑尾腔内能找到大肠杆菌、肠球菌及链

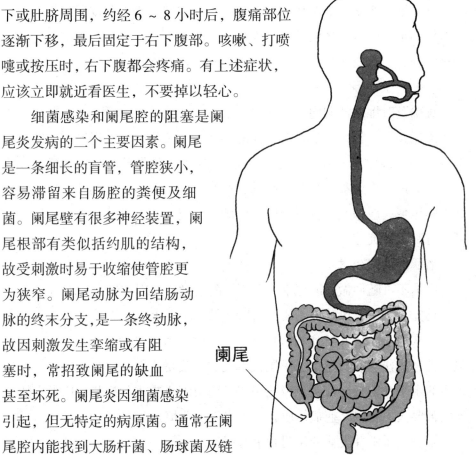

阑尾

球菌等，但必须在阑尾黏膜发生损害之后，这些细菌才能侵入引起阑尾炎。阑尾腔可因粪石、寄生虫等造成机械性阻塞，也可因各种刺激引起阑尾痉挛；引起阑尾壁的血液循环障碍造成黏膜损害，容易导致细菌感染而引起阑尾炎。

有关阑尾的传统错误观念应该彻底纠正：1. 阑尾炎就是盲肠炎。由于阑尾紧紧挨着盲肠，所以许多人把阑尾炎与盲肠炎混为一谈，实际上，它们是两种不同的疾病；2. 认为阑尾是人类进化过程中退化的器官，无重要生理功能，切除阑尾对机体无不良影响。现代医学研究对阑尾功能有许多新的认识，特别是免疫学和移植外科的发展，给临床外科医生提示：应严格掌握阑尾切除术的适应症，对附带的阑尾切除更要持慎重态度。阑尾具有丰富的淋巴组织，参与机体的免疫功能，应归于中枢免疫器官，它担负着机体的细胞免疫和体液免疫两大功能。最新研究成果证实，阑尾还具有分泌细胞，能分泌多种物质和各种消化酶，以及促使肠管蠕动的激素和与生长有关的激素等。

正确及时地对待阑尾炎

阑尾炎属于诱因多而且较顽固的疾病，一定要及早发现治疗。发现右下腹不适、经常感觉疲乏、吃刺激性食物时导致右下腹至右上腹有不适感、吃火锅烧烤之类食物之后腹泻、情绪波动时下腹疼痛感等，都应该怀疑是阑尾炎，应该及时去看中医。中医的汤药对阑尾炎的疗效很明显，也可同时配以针灸疗法。

清醒地认识手术

手术不可随便做，阑尾手术更不可随便做。原因如下：

首先，手术有风险，不要迷信所谓的"小手术"。

其次，手术后并发症和医疗水平的原因。术后并发症有肠粘连、肠梗阻、神经损伤、伤口感染、阑尾残端炎、疤痕增生等。这些并发症大都与医生的水平和责任心有关。说明一点，疤痕增生带来的痛苦远比手术的其他痛苦要大。所以，疤痕体质者对手术一定要慎重。

第三，手术并发症的说明和手术误切。

1. 肠粘连：肠黏膜与腹膜、腹壁不必要的粘连，会引起腹痛、便秘等症状。

2. 肠梗阻：由肠粘连引发，就是严重的便秘，严重的还需要手术。

3. 神经损伤：不需过多解释，手术的必然后果。

4. 伤口感染：阑尾炎本身即为感染性疾病，含有大量的大肠杆菌、肠球菌等细菌，手术切口为 II 类或 III 类切口，为可疑污染伤口或污染伤口。感染严重者伤口长期不愈合，甚至形成窦道。

5. 阑尾残端炎：阑尾没有切除干净，留下了超过 1cm 的残端，继续发炎，需二次手术。

6. 疤痕增生：疤痕体质者专属后遗症，一般体质者 3 个月即可痊愈，疤痕体质者则可影响半年至数年。疤痕增生疼痛可影响全身，长期疼痛可导致心情抑郁、神经功能紊乱等其他疾病，造成二次后遗症。情绪波动、天气变化、刺激性食物均可以引起疤痕疼痛。

九曲回肠

路弯弯曲曲不好走时，我们会用羊肠小路来形容。人生的坎坷痛苦到了极点时，会用九曲回肠来形容。人的肠子也和羊肠一样是弯弯曲曲的。要想在横向竖向都不到一拃的肚子里把 7.5 ~ 8.5 米长的肠子装进去，不得不层层环绕重叠。西方人吃肉食比较多，而东方人吃素食比较多，据统计，西方人的肠子要比东方人短一些。从吃肉食比较多的西方人更具有攻击的倾向可以看出，食性与人性似乎也有某种关联。

细菌"克星"

近几年，病毒性疾病和细菌性疾病大肆蔓延，所以给大家推荐一种水果蔬菜——洋葱，解决大家的困惑。

洋葱性平，味甘、辛，具有健胃、消食、平肝、润肠、祛痰、利尿及发汗等作用，是不可多得的保健食品。吃洋葱能杀菌、治感冒鼻塞，神经衰弱者可将洋葱放在枕边，有改善睡眠的功效。洋葱有优越的降血压效果，可抑制脂肪，降低胆固醇。因为洋葱的营养素有杀菌作用，因此常被用来作为增强抵抗力的健康蔬菜。洋葱更是防癌佳品，洋葱中有一种物质可使身体产生谷肤甘肤，这种物质在身体积存的量越多，癌症的发生几率就越少。洋葱中有丰富的维生素 C，多食洋葱可以缓解维生素不足的状况。另外，洋葱具有抑制脂肪的作用，多吃有利于减肥。用法：捣汁饮，炒菜吃等。注意：食用时，以有一定辛辣味为宜，不应加热过久。肺胃有热及阴虚、目昏者慎服。

下面是一则关于洋葱的神奇故事：

1919 年，当流感造成了四千万人死亡时，有一位医生到各地农场去探视，看是否可以帮助人们战胜流感。很多农民和他们家庭感染了流感，很多人因此而死亡。这位医生来到一家人的家，出乎预料，这家的每一个人都非常健康。

医生询问这家的做法与其他人家有何不同，这家的妻子说她在家里的每一个房间里放置了一颗没有

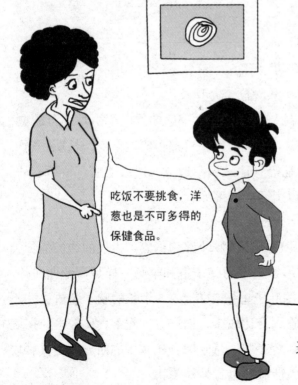

吃饭不要挑食，洋葱也是不可多得的保健食品。

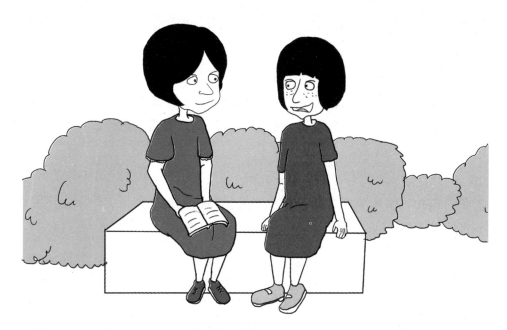

剥皮的洋葱。医生无法置信，因此就问是否可以要一颗洋葱以便放在显微镜下观察。她给了他一颗，医生观察时真的在洋葱上发现了流感病菌。显然，洋葱吸收了病菌，因此让这家人保持健康。

如今，从亚利桑那州理发师那里听到类似的故事，她说几年前她的很多雇员感染流感，她的很多顾客也是如此。次年，她在她的理发店里放了几个果盘，里面放了一些洋葱。令她吃惊的是，她的员工没有一个生病的。看来洋葱真的起作用。故事的核心是，买一些洋葱吧，把它们摆放在你家里的果盘里。如果你是坐办公室的，在你的办公室里，或者办公桌下面，或者在柜子顶部放置几颗洋葱吧。试试看效果怎么样。如果这样做可以帮助你和你所爱的人不感冒，那就太好了。如果你仍然得了感冒，也许会是比较轻微的症状。不管结果如何，你又会有什么损失呢？除了几颗洋葱之外。

肺

肺位于胸中，上通喉咙，左右各一，左面两叶，右面三叶。在人体脏腑中最高位置，故称肺为五脏之华盖。因肺叶娇嫩，不耐寒热，易被邪侵，故又称"娇脏"。肺为魄之处，气之主，在五行属金。

肺是进行气体交换的器官，位于胸腔内纵隔的两侧，左右各一。

肺的主要生理机能是：1. 宣发卫气，调节腠理之开合。2. 宣散水谷精微和津液。3. 排出浊气，完成气体交换。朝百脉，主治节。肺气以宣发肃降为基本运行形式。肺在五脏六腑中位置最高，覆盖诸脏，故有"华盖"之称。

肺在体合毛，在窍为鼻，在志为悲，在液为涕。手太阴肺经与手阳明大肠经相互属络于肺与大肠，相为表里。肺在五行中属金，为阳中之阴，与自然界秋气相通应。

吸烟 = "自杀"

实验证实，烟草中的尼古丁并不能直接破坏肺。说尼古丁破坏肺是常识性错误。但是，吸烟确实能够伤害肺。在肺部的 23 ~ 25 级支气管中，分布着很多排列整齐的"毛刷子"，通过这些"毛刷子"进行一层一层的"净化"工作，使我们吸入空气中的有害物质排出肺部，从而使肺泡纯净。实验证明，烟能够使这些毛刷子停止工作。可以想象，如果每天毛刷子都停止工作一段时间，而我们人类每天又吸入各种有害气体，例如，城市空气，工厂、汽车等排出的毒气，那么肺部在短时间必定受到伤害，如果不加保护，可能恶变成肺癌，所以不能吸烟。

其他注意事项

目前，在地球上想找到新鲜的空气已经很难。肺部也不是能靠空气就清新的，但是环境好的地方空气质量较高，适宜人类居住。

1. 要适当做有氧运动，少去污染严重的地方。

2. 人多而脏乱的地方少去，避免交叉呼吸，想象一下，对方从肺部排出的细菌被你吸入会产生什么后果。

3. 同时不要吸烟喝酒，只要是刺激性东西，都能伤害器官，不单单是肺。可以想象一种状况，一片嫩肉，在酒和各种饮料以及刺激性食物的刺激下能保持多久不腐烂。

4. 少吃市场上补品。市场上出售那些所谓的补肺药物没有几个是通过

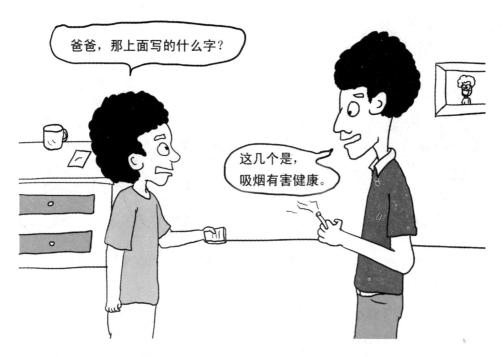

实验证明的。吃多了，就会有依靠性。同时，是药三分毒！这一点必须认清。千万不要抱着喝中药无所谓的想法。如果你要买有关于肺的药品，要认准以下几点：

（1）是药品还是保健品，如果你生病了，不吃药，每天吃一百斤保健品也没有用。这一点可以在中国药品监督网上得到查询；

（2）是不是国家允许的。很多药品流通市场，看其构成的药材都是名贵之宝，其实很多都是糖浆，有些更是含有激素，吃这些假药，害人的药，第二天一般都会感觉的特别好，可是逐渐的身体越来越差；

（3）查询药品来源，可以登录中国药品监督网；

（4）少吃西药，中药也有毒！

（5）多补不宜。

肺上端钝圆叫肺尖，向上经胸廓上口突入颈根部，底位于膈上面，对向肋和肋间隙的面叫肋面，朝向纵隔的面叫内侧面，该面中央的支气管、血管、淋巴管和神经出入处叫肺门，这些出入肺门的结构，被结缔组织包

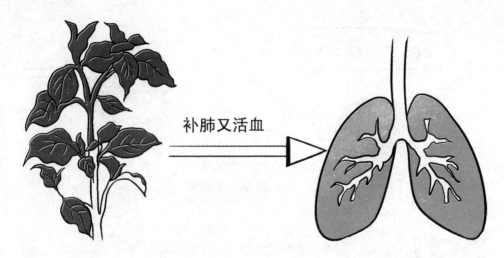

补肺又活血

裹在一起叫肺根。左肺由斜裂分为上、下两个肺叶，右肺除斜裂外，还有一水平裂将其分为上、中、下三个肺叶。

肺是以支气管反复分支形成的支气管树为基础构成的。左、右支气管在肺门分成第二级支气管，第二级支气管及其分支所辖的范围构成一个肺叶，每支第二级支气管又分出第三级支气管，每支第三级支气管及其分支所辖的范围构成一个肺段，支气管在肺内反复分支可达 23 ~ 25 级，最后形成肺泡。支气管各级分支之间以及肺泡之间都由结缔组织性的间质所填充，血管、淋巴管、神经等随支气管的分支分布在结缔组织内。肺泡之间的间质内含有丰富的毛细血管网，毛细血管膜与肺泡共同组成呼吸膜，血液和肺泡内气体进行气体交换必须通过呼吸膜才能进行，呼吸膜面积较大，平均约 70 平方米，安静状态下只动用其中 40 平方米用于呼吸时的气体交换，因此，在因疾病等原因导致呼吸膜面积小于 40 平方米之前，肺换气不会出现明显的障碍。肺表面覆被一层光滑的浆膜，即胸膜脏层。

胎儿降生前，肺无呼吸功能，构造致密，比重大于 1，入水则下沉。降生后开始呼吸，肺泡内充满空气，呈海绵状，比重小于 1，故可浮于水中。法医常利用这一点，鉴定胎儿死亡的时间。

肺泡

肺泡是由单层上皮细胞构成的半球状囊泡。肺中的支气管经多次反复分枝成无数细支气管，它们的末端膨大成囊，囊的四周有很多突出的小囊泡，即为肺泡。肺泡的大小形状不一，平均直径 0.2 毫米。成人约有 3 亿 ~ 4 亿个肺泡，总面积近 100 平方米，比人的皮肤的表面积还要大好几倍。

肺泡是肺部气体交换的主要部位，也是肺的功能单位。氧气从肺泡向血液弥散，要依次经过肺泡内表面的液膜、肺泡上皮细胞膜、肺泡上皮与肺毛细血管内皮之间的间质、毛细血管的内皮细胞膜等四层膜。这四层膜合称为呼吸膜。呼吸膜平均厚度不到 1 微米，有很高的通透性，故气体交换十分迅速。吸入肺泡的气体进入血液后，静脉血就变为含氧丰富的动脉血，并随着血液循环输送到全身各处。肺泡周围毛细血管里血液中的二氧化碳则可以透过毛细血管壁和肺泡壁进入肺泡，通过呼气排出体外。肺泡内的表面液膜含有表面活性物质，起着降低肺泡表面液体层表面张力的作用，使细胞不易萎缩，且吸气时又较易扩张。

肺组织缺氧时，会使肺表面活性物质分泌减少，进入肺泡的水肿液或纤维蛋白原可降低其表面活性物质的活力，引起肺内广泛的肺泡不张，血液流经这些萎陷肺泡的毛细血管时就不能进行气体交换。临床上新生婴儿患肺不张症，就是因为缺乏肺表面活性物质所致。相邻两肺泡间的组织为肺泡隔，内有丰富的毛细血管及弹性纤维、网状纤维。弹性纤维包绕肺泡，使肺泡具良

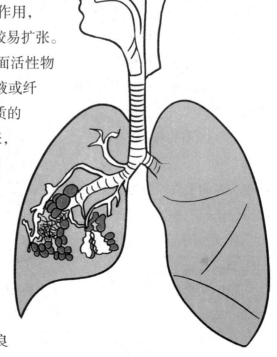

好弹性。患慢性支气管炎或支气管哮喘时，肺泡长期处于过度膨胀状态，会使肺泡的弹性纤维失去弹性并遭破坏，形成肺气肿，影响呼吸机能。

肺泡的组成：小肺泡细胞，又称Ⅰ型肺泡细胞，厚约0.1微米，基底部是基底膜，无增殖能力。大肺泡细胞，又称Ⅱ型肺泡细胞，分泌表面活性物质，以降低肺泡表面张力。血液单核细胞吞噬了较多尘粒的被称为尘细胞，而心衰细胞则是心力衰竭患者肺内出现的吞噬了血红蛋白分解的含铁血黄素的巨噬细胞。肺泡与肺部毛细血管紧密相连。两者的膜大部分融合，有助于气体的快速扩散。而肺泡表面液体层，Ⅰ型肺泡细胞与基膜，薄层结缔组织，毛细血管基膜与内皮组成了所谓的气—血屏障。

肺泡壁是由单层扁平上皮构成，有三种细胞：扁平上皮细胞，其基膜紧贴毛细血管，分泌上皮，该细胞突向管腔或夹在扁平上皮细胞之间，可分泌表面活性物质；隔细胞位于肺泡间隔中，当进入肺泡腔内就叫尘细胞，在尘细胞的细胞质内有大量尘埃颗粒，属于吞噬细胞；肺泡隔是相邻肺泡壁之间的结构，由结缔组织和丰富的毛细血管组成。由于毛细血管内皮对液体的通透性比肺泡细胞内皮的要高，心力衰竭患者体液会渗出到结缔组织中，造成间质性肺气肿。肺泡为多面性囊泡，一面开口于肺泡囊、肺泡管或呼吸性细支气管，其余各面与相邻的肺泡彼此相接。肺泡壁很薄，表面覆有肺泡上皮。肺泡是支气管树的终末部分，是肺进行气体交换的部位，肺泡还有毛细血管。

肺的两套血管系统

一套是循环于心和肺之间的肺动脉和肺静脉，

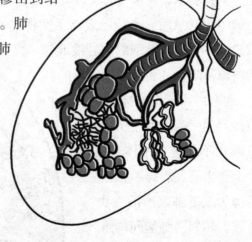

肺中的支气管经多次反复分枝成无数细支气管，它们的末端膨大成囊，囊的四周有很多突出的小囊泡，即为肺泡。

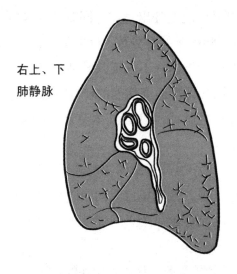
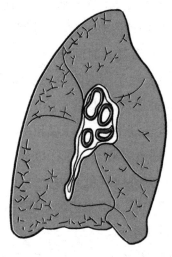

右上、下
肺静脉

左上、下
肺静脉

属肺的机能性血管。肺动脉从右心室发出伴支气管入肺，随支气管反复分支，最后形成毛细血管网包绕在肺泡周围，之后逐渐汇集成肺静脉，流回左心房。另一套是营养性血管叫支气管动、静脉，发自胸主动脉，攀附于支气管壁，随支气管分支而分布，营养肺内支气管的壁、肺、血管壁和脏胸膜。

肺活量

【肺容量】肺容量是指肺容纳的气体量。

【潮气量】是指平静呼吸时，每次吸入或呼出的气体量。

【补吸气量】是指平静吸气末，再用力吸出的最大气体量。

【补呼气量】是指平静呼气末，再用力呼出的最大气体量。

【余气量】是指最大呼气后，肺内残留的气体量。

【肺总容量】是指肺所能容纳的最大气体量，即余气量、最大吸气量、最大呼气量和潮气量四者之和。

【肺活量】是指最大吸气后，再做最大呼气，所能呼出的气体量。即潮气量、补吸气量和补呼气量三者之和。肺活量并不是肺的总容量，肺活量 = 肺总容量 – 肺残容量。

【时间肺活量】是指最大吸气后以最快的速度呼出的最大气量。测定时，让受试者先作一次深吸气，然后以最快速度呼出气体，同时分别测量第 1、2、3 秒末呼出的气量，计算其所占肺活量的百分数，分别称为 1、2、3 秒的时间肺活量。时间肺活量是一种动态指标，不仅反映肺活量容量的大小，而且反映了所遇阻力的变化，所以是评价通气功能的较好指标。

【每分钟通气量】指安静时，每分钟进肺或出肺的气体总量。即：每分钟通气量 = 潮气量 × 呼吸频率。

【每分钟最大通气量】指以最快的速度和尽可能深的幅度进行呼吸时，所测得的每分钟通气量。每分钟最大通气量，代表单位时间内呼吸器官发挥了最大潜力后，所能达到的通气量。它是评价一个人所能从事运动量大小的一项重要指标。

【无效腔】由于鼻、咽、喉、气管、支气管等没有气体交换的机能，其腔内的气体就气体交换来说是无效的，故这部分空腔称为解剖无效腔。此外进入肺的气体还可因血液在肺内分布不均匀等原因，不能都与血液进行气体交换。这部分不能与血液进行气体交换的肺泡腔，称为肺泡无效腔。解剖无效腔加上肺泡无效腔，合称为生理无效腔。

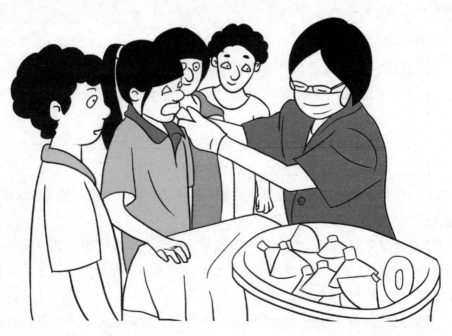

【肺泡通气量】从气体交换的角度考虑，真正有效的通气量应是肺泡通气量。其计算方法如下：每分肺泡通气量 =（潮气量 – 解剖无效腔气量）× 呼吸频率

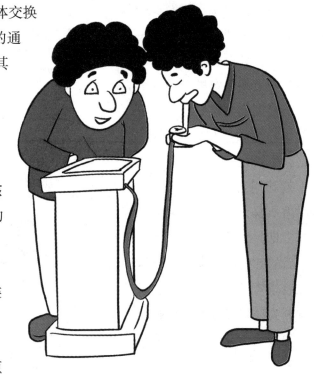

主要疾病——肺结核

是由结核杆菌引起的慢性传染病。肺结核是结核病中最常见的一种。从临床上大致可分四种类型：原发性肺结核、粟粒性肺结核、浸润性肺结核和空洞性肺结核。原发性肺结核是指初次感染结核杆菌引起的疾病。中国有 80% ~ 90% 是通过呼吸道感染肺部的。原发性肺结核常无明显体征，有的伴有轻度全身症状如倦怠、低热、食欲减退等，原发性肺结核如能及时彻底治疗，一般治愈后效果良好；粟粒性肺结核是由于结核杆菌的血液散播引起的，病情严重；浸润性肺结核一般认为是原发结核的发展，多见于受过结核感染的成年人；空洞性肺结核是由于诊断延误，治疗不彻底的慢性肺结核。肺结核临床表现多种多样，除上述症状外，重者有高热盗汗等，最好能做到早发现、早确诊、早治疗。结核病的预防措施是：养成良好的卫生习惯，不随地吐痰，定期进行肺部健康检查，隔离结核病人，特别是集体生活的人应接种卡介苗。

主要疾病——肺癌

肺癌是近半个世纪来发病率和死亡率不断上升的肿瘤之一，肺癌是人类健康和生命危害最大的恶性肿瘤。

吸烟、环境污染及职业危害被认为是肺癌的主要发病诱因之一，其发病率男性高于女性，城市高于农村。

根据病变位置将肺癌分为中心型肺癌和周围型肺癌，生长在总支气管和支气管处肺门者称中心型肺癌，约占70%，以磷癌和未分化癌较常见。生长在支气管及其分支以后的肺癌称周围型，约30%，以腺癌较常见，根据病理将肺癌可分为鳞状细胞癌、腺癌、腺鳞癌、大细胞癌、小细胞癌、类癌。

肺结核临床大概能分四种类型，你们谁知道都有哪四种？

原发性肺结核、粟粒性肺结核、浸润性肺结核和空洞性肺结核。

肺癌是全身疾病的局部表现，早期发现、综合治疗、特异性抗癌、全身用药、个体化治疗是治疗肺癌的基本原则，应贯穿于治疗始终。正确有效的首次缓解治疗意义重大，科学有序的综合治疗是肺癌治疗的核心。

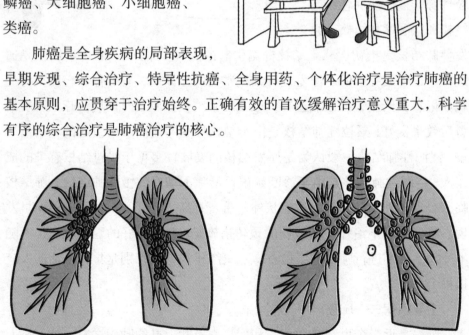

中心性肺癌　　　　　　周围型肺癌

清肺的食物，如胡萝卜、梨子、木耳、豆浆、蜂蜜等。清肺梨：可生津止渴，清热止咳等。一种做法是把内部掏空，放入川贝、冰糖、蜂蜜等煮食；二是带皮切块，放到碗里再蒸，碗里最好再放上冰糖，煮好后可拌入蜂蜜，趁热吃效果最好；三是连皮切成块，和木瓜、蜜枣、猪骨一起煮汤，有清肺热、开胃作用；四是将银耳泡发

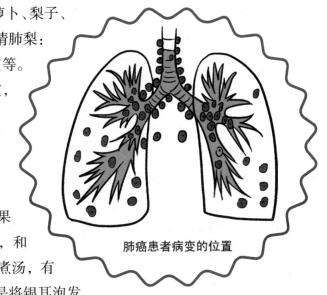

肺癌患者病变的位置

后，和梨一起放到凉水中煮汤，根据口味不同可再放入枸杞、枣等。另外，还可捣泥成梨糕，加冰糖后食用，也能清热、治疗咳嗽。

中医一向讲究药食同源，很重视通过调节饮食提高人体的抗病能力，因此，通过养肺气来达到提高免疫功能的食疗效果是值得肯定的。不过，人们食用时应首先了解清楚食物的药效，如食用白萝卜，以痰多、咳嗽者较为适宜；食用百合，以熬粥、煮水效果较佳；

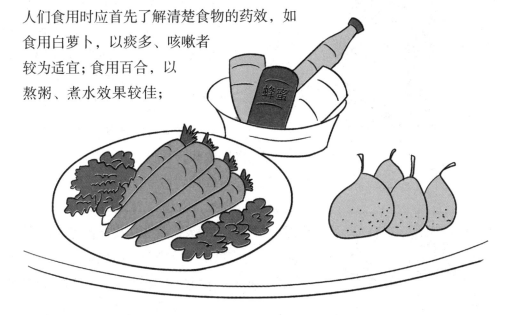

蜂蜜

食用绿豆，适宜于内火旺盛的人；而荸荠能清热生津，生吃、煮水均可。同时，由于人的个体素质差异较大，所以服用时要根据自身的情况对症选食，而且要注意同时忌食过于辣、咸、腻等食物。

蛔虫

蛔虫是无脊椎动物，线形动物门，线虫纲，蛔目，蛔科。是人体肠道内最大的寄生线虫，成体略带粉红色或微黄色，体表有横纹，雄虫尾部常卷曲。蛔虫是世界性分布种类，是人体最常见的寄生虫，感染率可达70%以上，农村高于城市，儿童高于成人。

似蚓蛔线虫简称蛔虫，是人体内最常见的寄生虫之一。成虫寄生于小肠，可引起蛔虫病。此外，犬弓首线虫是犬类常见的肠道寄生虫，其幼虫能在人体内移行，引起内脏幼虫移行症。

蛔虫卵随粪便排出，卵分受精卵和非受精卵两种，只有受精卵才能卵裂、发育。在21℃～30℃潮湿、氧气充足、荫蔽的泥土中约10天发育成杆状蚴。脱一次皮变成具有感染性幼虫的感染性虫卵，此时如被吞食，卵壳被消化，幼虫在肠内逸出。然后穿过肠壁，进入淋巴腺和肠系膜静脉，经肝、右心、肺，穿过毛细血管到达肺泡，再经气管、喉头的会厌、口腔、食道、胃，回到小肠，整个过程约25～29天，脱3次皮，再经1月余就发育为成虫。受感染后，出现不同程度的发热、咳嗽、食欲不振或善饥、脐周阵发性疼痛、营养不良、失眠、磨牙等症状，有时还可引起严重的并发症。如蛔虫扭集成团可形成蛔虫性肠梗阻，钻入胆道形成胆道蛔虫病，进入阑尾造成阑尾蛔虫病和肠穿等，对人体危害很大。预防蛔虫病，主要是普治病人，杜绝感染来源；搞好粪便管理；讲究个人卫生，防止虫卵进入人口。

蛔虫在人体内能够长到 30cm 长，长到这个长度后，它会从人体体表任何一个空隙或者孔洞钻出来。

病原学

似蚓蛔线虫简称蛔虫，人体经口误食感染期蛔虫卵。

生活史

成虫寄生于小肠，多见于空肠，以半消化食物为食。雌、雄成虫交配后雌虫产卵，卵随粪便排出体外，污染环境，受精卵在荫蔽、潮湿、氧气充足和适宜温度下，经 2 周，其内的卵细胞发育成第一期幼虫，再经一周，在卵内第一次蜕皮后发育为感染期卵。感染期卵被人吞入，在小肠内孵出幼虫。幼虫能分泌透明质酸酶和蛋白酶，侵入小肠黏膜和黏膜下层，钻入肠壁小静脉或淋巴管，经静脉入肝，再经右心到肺，穿破毛细血管进入肺泡，在此进行第 2 次和第 3 次蜕皮，然后，再沿支气管、气管移行至咽，被宿主吞咽，经食管、胃到小肠，在小肠内进行第 4 次蜕皮后经数周发育为成虫。自感染期卵进入人体到雌虫开始产卵约需 2 个月，成虫寿命约 1 年，每条雌虫每日排卵约 24 万个。宿主体内的成虫数目一般为一至

幼虫致病期部分病人肺部X线检查

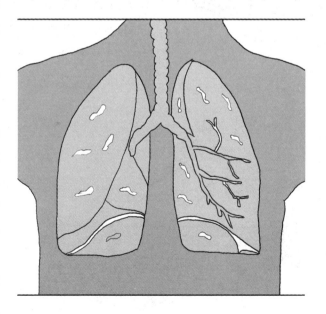

数十条，个别可达上千条。

病理改变

幼虫致病期部分病人肺部 X 线检查，可见浸润性病变，病灶常有游走现象；成虫致病期可损伤肠黏膜、荨麻疹、皮肤瘙痒、血管神经性水肿、结膜炎、化脓性胆管炎、胆囊炎、甚至发生胆管坏死、穿孔以及肠扭转和肠坏死。蛔虫幼虫在体内移行、发育、蜕皮还可引起吕弗勒综合征。临床上以肺部炎症症状为主，伴有全身表现：患者发热、咳嗽、哮喘、血痰及血中嗜酸性粒细胞比例增高，X 线检查可见浸润性病变，重度感染时可出现肺水肿、肺出血等。多在 1 ~ 2 周内自愈。

小儿蛔虫

小儿蛔虫轻者无明显症状，重者食欲不振，或喜食异物，面黄形瘦，脐周腹痛，时作时止，触之腹部柔软，或可扪及虫团聚散，并可见吐蛔或便蛔，且大便干稀不稠。有些患儿出现淡色白斑、巩膜出现蓝色斑点，下唇或出现颗粒样大小白点，舌苔薄腻或花剥，舌尖红尖。

该病发生原因是因小儿吞食了蛔虫卵所致，感染途径主要是通过污染的手或食入不洁的饮食而致。若平素小儿脾胃虚弱，饮食不节，素蕴湿热者更易发生本病。

流行病学

1. 幼虫期致病

可出现发热、咳嗽、哮喘、血痰以及血中嗜酸性粒细胞比例增高等临床症象。

2. 成虫期致病

A. 患者常有食欲不振、恶心、呕吐以及间歇性脐周疼痛等表现。

B. 可出现荨麻疹、皮肤瘙痒、血管神经性水肿以及结膜炎等症状。

C. 突发性右上腹绞痛，并向右肩、背部及下腹部放射。疼痛呈间歇性加剧，伴有恶心、呕吐等。自患者粪便中检查出虫卵，即可确诊。对粪便中查不到虫卵，而临床表现疑似蛔虫病者，可用驱虫治疗性诊断，根据患者排出虫体的形态进行鉴别。疑为肺蛔症或蛔虫幼虫引起的过敏性肺炎的患者，可检查痰中蛔蚴确诊。严重者可引起营养不良、智能和发育障碍，有时出现情绪不宁、烦躁、磨牙、瘙痒及惊厥等；部分病人可出现过敏反应，如血管神经性水肿、顽固性荨麻疹等；有时还会引起胆道蛔虫病、蛔虫性肠梗阻及肠穿孔、腹膜炎等严重并发症。

胆道蛔虫症、蛔虫性肠梗阻、蛔虫性胰腺炎、阑尾炎、肝蛔虫病，尿道和生殖器官蛔虫病以及蛔虫性肉芽肿等。

辅助检查

由于蛔虫产卵量大，采用直接涂片法，查一张涂片的检出率为 80% 左右，查 3 张涂片可达 95%。对直接涂片阴性者，也可采用沉淀集卵法或饱和盐水浮聚法，检出效果更好。

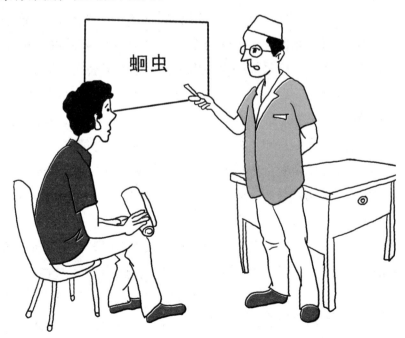

治疗

一、驱虫治疗

常用的驱虫药有甲苯咪唑、阿苯达唑、左旋咪唑、枸橼酸哌嗪，详见常用驱肠虫药。由于蛔虫在人体内寄生存活时间一般为一年左右，所以如果能避免再感染，大约一年蛔虫病可"自愈"。

二、胆道蛔虫症的治疗

治疗原则为解痉止痛、早期驱虫和控制感染。早期驱虫可防止复发与并发症。蛔虫有厌酸习性，可选用食醋2～4两一次，每日三次，以达到安虫目的。内科治疗无效，合并严重肝胆感染都需要手术治疗。

三、蛔虫性肠梗阻的治疗

大多数蛔虫性肠梗阻是不完全性的，应及早治疗，包括禁食、胃肠减压、解痉止痛、静脉补液，腹痛缓解后驱虫。当发展为完全性肠梗阻，并发肠坏死、穿孔、腹膜炎时要及时手术治疗。经过治疗，经3～4个月后检查粪便无虫卵即为治愈。

由于存在再感染的可能，所以，最好每隔3～4个月驱虫一次。一作蛟蚘，蛔虫之别称。《灵枢·厥病》："心肠痛，憹作痛，肿聚，往来上下行，痛有休止，腹热喜渴涎也者，是蛟蛕也。"张志聪注："蛟蛕者，蛔虫也。"

对蛔虫病的防治，应采取综合性措施。包括查治病人和带虫者，处理粪便、管好水源和预防感染几个方面。加强宣传教育，普及卫生知识，注意饮食卫生和个人卫生，做到饭前便后洗手，不生食未洗净的蔬菜及瓜果，不饮生水，防止食入蛔虫卵，减少感染机会。使用无害化人粪做肥料，防止粪便污染环境是切断蛔虫传播途径的重要措施。在使用水粪做肥料的地区，可采用五格三池贮粪法，使粪便中虫卵大部分沉降在池底。由于粪水中游离氨的作用和厌氧发酵，虫卵可被杀灭，同时也会增加肥效。利用沼气池发酵，既可解决农户照明、煮饭，又有利于粪便无害化处理。可半年左右清除一次粪渣，此时，绝大部分虫卵已失去感染能力。在用于粪做肥料的地区，可采用泥封堆肥法，三天后，粪堆内温度可上升至52℃或更高，可以杀死蛔虫卵。对病人和带虫者进行驱虫治疗，是控制传染源的重要措施。

　　驱虫治疗既可降低感染率，减少传染源，又可改善儿童的健康状况。驱虫时间宜在感染高峰之后的秋、冬季节，学龄儿童可采用集体服药。由于存在再感染的可能，所以，最好每隔 3～4 个月驱虫一次。对有并发症的患者，应及时送医院诊治，不要自行用药，以免贻误病情。常用的驱虫药物有丙硫咪唑、甲苯咪唑，左旋咪唑和枸橼酸哌嗪等，驱虫效果都较好，并且副作用少。

正常肠组织　　　　　　　　蛔虫性肠梗阻

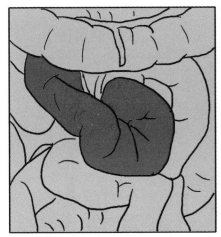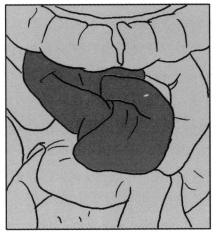

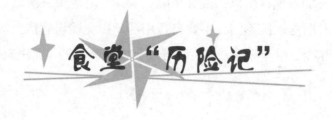

食堂"历险记"

口腔探秘

会说话的器官

我们的身体是由各种器官组合而成的，像头、五官、五脏六腑、四肢等，这些器官的组合就像一个充满灵性的小宇宙，其中每个器官都会"说话"，在身体不适时，这些器官会用它们特殊的语言告诉我们身体的症状，同时，向我们发出一些信号以示警醒。所以说，身体上的器官也是疾病的"晴雨表"。

幽暗的"小路"

"肠"是人体重要的消化器官，约有 7.5 米长，肠的第一部分是小肠，小肠是一个盘绕在我们腹部的管状器官，是人们进行食物消化和吸收的主要场所；肠的第二部分是大肠，大肠跟小肠相连，主要功能是吸收水和无机盐以及排泄废物。食

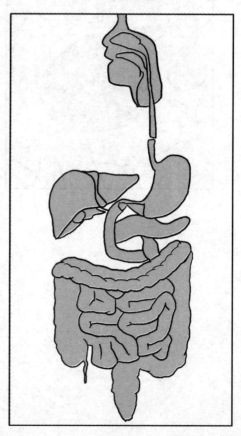

人体器官图

物的消化和吸收几乎都是在小肠内进行的，大肠主要是浓缩食物残渣，形成粪便，最后通过直肠经排出体外。

健康人在正常情况下，应该每天排便一次，但隔日或 2 ~ 3 天排便一次也属正常。

为什么会便秘

便秘是指由于粪便在肠内停留过久，造成大便秘结，大便次数减少，排出困难或不尽。一般两天以上无排便，就有可能是便秘所致；如果每天都有排便，但排便困难且排便后仍有残便，而且伴有腹胀感，也视为便秘。

人体肠道内的食物残渣是靠大肠的蠕动运动的，大肠自身就会蠕动，但人体的运动如行走、奔跑等对大肠的蠕动都会起到很大的推动作用。在这些外力的帮助下，粪便才能顺利排出体外。

而那些每天坐在办公室的白领们，一天都难得动一下，大肠自然会动力不足。这样，食物残渣便会长时间留在大肠里，而残渣里仅含的一点水分也会被大肠进一步吸收。如果水喝得再少，大肠里的食物残渣只会越来越干燥，排便越来越困难，就会造成便秘。

大便不通了，毒素就会在体内到处流窜，很多病症就会因为毒素趁乱而来，肤色暗淡、痘痘横行。长期下去，还会引起很多其他的疾病，例如，食物残渣长期残留在肠道内，残渣中的有害物质就会引起胃肠神经功能紊乱，如果一些致癌物质不能迅速排出体外，便会造成结肠癌、直肠癌等疾病。

中国自古就有"要想长生，肠中常清"的说法，现在很多医学家也都认为：治疗肠道疾病的最好办法就是保持肠道"畅通"，给肠道排毒。

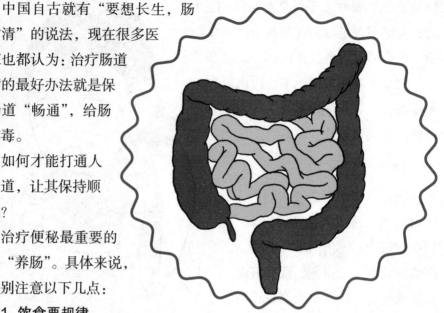

如何才能打通人体肠道，让其保持顺畅呢？

治疗便秘最重要的就是"养肠"。具体来说，要特别注意以下几点：

1. 饮食要规律

许多人都难挡美食的诱惑，遇到好吃的，不管三七二十一就猛吃一顿；遇到不合胃口的，连嘴都懒得张一下，这样饥一顿，饱一顿很容易造成肠的蠕动功能紊乱，从而使胃壁的神经功能亢进，促使胃液分泌增多，时间一长就会出现胃炎或胃溃疡等病。我们一定要学会合理安排自己的饮食，吃饭定时定量，一定不能养成暴饮暴食习惯。

2. 注意饮食质量

你有没有吃上顿剩下的菜饭的习惯？其实这是一种很不好的习惯。没吃完的熟食即使是放在冰箱里，也会滋生细菌，造成营养成分的大量丢失。如果肠胃不好的人，这样的食物下肚后很容易引发肠道疾病。

3. 保持精神愉快

肠胃的健康与情绪有很大的关系。精神刺激，会使大脑皮层的功能失调，迷走神经功能紊乱，从而导致胃壁血管痉挛性收缩，进而诱发胃炎、胃溃疡。

因此，日常生活中，应尽量保持精神愉快、性格开朗，如果忧郁或是紧张、悲伤了，一定要想办法尽快摆脱。

4. 给身体补充大量的水分

身体有充分的水，食物残渣才能跟随肠道的蠕动排出体外。

张大爷年近 70 了，可从来没听说过他有什么便秘不舒服的时候，原来，张大爷自己非常知道保养，这么多年来，不仅三餐定时定量，而且每天都喝好多的水，每顿饭前都会吃点水果。

水果里含有大量的水分，长期食用，不仅可以为身体提供大量的水分，还可以使食物残渣中富含水分，从而使大便很顺利地排出。

肠道通了，身体自然就顺畅了，体内的毒素也会随排泄物迅速地排出，肠道疾病自然就不见了。

5. 多吃粗粮

粗粮中含有大量的膳食纤维，研究表明，膳食纤维有促进肠道蠕动、软化粪便，加快粪便的排出作用。而且，纤维素在结肠中吸水膨胀，可增加大便的体积和含水量，并带走结肠中的腐败菌。

水果、蔬菜、坚果和谷物等，都富含粗纤维，所以应该经常食用。含膳食纤维量最高的全谷类食品，这类食品包括米、大麦、玉米、燕麦、小麦、荞麦、青稞等。因此，多吃些含膳食纤维的食物也是顺畅肠道的好方法。

6. 增加肠道有益菌

结肠内有些细菌的代谢物对结肠上皮有致癌作用，而有的细菌则可以吸附、阻断并消除某些有致癌作用的物质，如双歧杆菌。有益菌越多，肠道越健康。调查发现，健康的百岁老人，体内双歧杆菌的数量比一般老人高

100倍。一些奶制品中含有丰富的双歧杆菌，不妨多增加奶制品的摄入量，提高双歧杆菌的数量。

此外，一些刺激性食品、烟、酒等对胃的伤害很大。烟草中的尼古丁会使胃容物延迟排出，进而造成胃酸分泌增加，导致胃炎、胃溃疡的病情加重。空腹饮酒对胃的损害更大，胃受到刺激后，收缩、扩张运动加强，容易造成胃出血或胃溃疡部位穿孔，严重时，还会有生命危险。

食物"料理机"

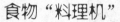

耐人寻味——有关食物的浮想

这里有一个令人厌恶的科学故事。枯燥乏味的科学课还要过10分钟才下课。挂钟的指针像打盹的蜗牛慢慢地、一圈又一圈地爬着。为了能保持清醒，你得拼命挣扎着。唉，真无聊啊！这时你试着想事，无论什么事，只要能让你不落入睡眠的深渊。想什么呢？就想想午饭吧。嗯，这主意倒不错！不过也只能想想学校食堂的午饭了。吃早饭好像已经是在一个世纪以前了，你已饿得发慌。这时你是不是一个劲儿地想干掉一个香甜可口、上面铺着一层奶油和火腿的大蛋糕呢？可是，恰巧这时，老师提出一个难以回答的问题，教室里死一般的寂静。没有一个人回答。偏偏在这时候，你的肚子里响起了一阵热烈而又洪亮的"咕噜咕噜"声，打破了沉寂。那声音听起来就像打雷，教室四周的墙壁发出回声，余音不断。大家都扭过头来盯着你。这时，你怎么办？

（a）红着脸小声说："对不起。"

（b）假装无辜，责备一向是好好先生的同桌。

（c）跳起来，一边跑过去关上教室所有的窗户，一边说："一定是暴雨要来了，没听见那是雷声吗？"

当然，科学家知道答案。实际上，有些科学家终生都致力于对消化问题的研究。

消化是指食物被摄入身体，帮助你维持生命和生长发育。这听起来有点儿像昨晚用过的脏盘子，让人心里不舒服。其实也用不着这样大惊小怪。消化令人厌恶，甚至是极端的厌恶！但这种讨厌的消化过程却时时刻刻在你身体里进行着。本书中有一些科学秘闻和一些令人恶心的发现，它们会让你忍不住捧腹大笑。看过之后，你就能够这样回答老师提出的那个问题了。毕竟，科学定律虽然有许多，却没有一条是无事生非惹人生厌的。

现在只有一个问题：你是否从肚子中获得过一些真正令人生厌的发现呢？你最好接着往下读，找出答案。恐怖的发现令年轻的医科大学生突然变得脸色惨白，跟球鼓出来，嘴巴张得大大的，好像正在发出无声的尖叫。他想喊却发不出声，连呼吸好像都要停止了；他想逃跑，逃到任何地方去都行，但他的脚却怎么也拔不动，他想赶快从噩梦中醒来，但这并不是梦，

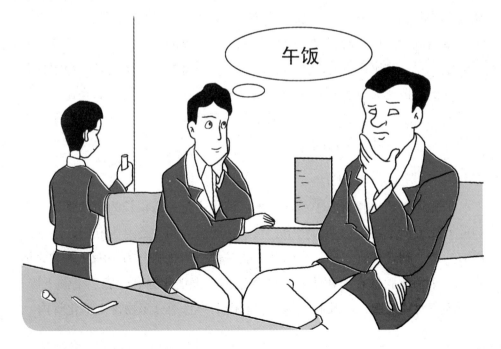

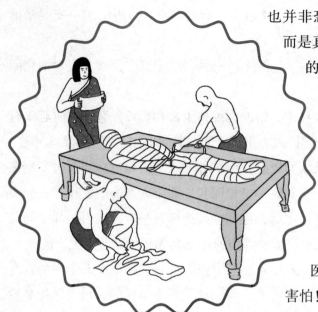

也并非恐怖电影中的一个场景，而是真实地发生在他的眼前！的确，这一切都是真的！

麻雀正在屋子里扑棱着翅膀打转儿，不停地啄着地板上的一块块死尸；饿红了眼的大老鼠躲在屋角，正啃啮着一堆堆白骨。这是发生在 1821 年的事，在一所医院的一个房间里。你别害怕！如今，医院里再也不会发生这样的事了。不过当 18 岁的医科大学生海克特·伯利尔兹走进巴黎的一间解剖室时，看到的就是这样一幅情景。这个例子告诉我们，早先的医生和科学家是在极端恶劣的条件下研究和探索消化奥秘的。古埃及人在 5000 年前就开始解剖人体了。事实上，每当他们制作木乃伊时，就要用手触摸人类的内脏。他们通常要把肠子等重要器官拿出来放进坛子里，因为这些器官特别容易腐烂，会损坏木乃伊。他们把死人身上所有的零碎东西都保存在坛子里，为的是让木乃伊来世使用。埃及人对肠子的结构和作用毫无兴趣，第一个真正对肠子产生兴趣的人是一位脾气暴躁的罗马医生。

营养加工消化系统

消化道和消化腺组成了消化系统。消化道是一条很长的肌性管道，自口腔开始，向下延续为咽、食道、胃、小肠、大肠，终点为肛门，包括内脏有口腔、咽、食管、胃、小肠及大肠等部。消化腺分为小消化腺和大消化腺。小消化腺散在消化管各部的管壁内，大消化腺有腮腺、下颌下腺、舌下腺三对唾液腺，以及肝和胰，它们借助导管把分泌物排入消化管内。

唾液腺：分泌唾液、将淀粉初步分解成麦芽糖；胃腺：分泌胃液、将蛋白质初步分解成多肽；肝脏：分泌胆汁，将大分子的脂肪初步分解成小分子的脂肪，称为物理消化，也称作"乳化"；胰脏：分泌胰液，胰液是对糖类、脂肪、蛋白质都有消化作用的消化液；肠腺：分泌肠液，将麦芽糖分解成葡萄糖，将多肽分解成氨基酸，将小分子的脂肪分解成甘油和脂肪酸，也是对糖类、脂肪、蛋白质有消化作用的消化液。

消化系统的基本功能是对食物进行正常的消化和吸收，供给机体所需的物质和能量。食物中的营养物质除维生素、水和无机盐可以被直接吸收利用外，蛋白质、脂肪和糖类等物质均不能被机体直接吸收利用，需在消化管内被分解为结构简单的小分子物质，才能被吸收利用。食物在消化管内被分解成结构简单，可被吸收的小分子物质的过程就称为消化，而吸收就是指小分子物质透过消化管黏膜上皮细胞进入血液和淋巴液的过程。消化道将会对不能被吸收的残渣导入大肠，形成粪便后排出体外。

消化过程有物理性消化和化学性消化。物理性消化，又叫机械性消化，是指食物通过口腔的咀嚼，舌的搅拌，吞咽到胃中，在胃肠肌肉活动下，大块食物被变碎，并与消化液充分混合，形成食团，食团下移，直至移到肛门。

消化腺分泌的消化液会把复杂的各种营养物质分解成肠壁能够吸收的简单的化合物，如糖类分解为单糖，蛋白质分解为氨基酸，脂类分解为甘油及脂肪酸。这些被分解后的营养物质被小肠吸收进入体内，进入血液和淋巴液。这就是化

食管
贲门
纵层
胃小弯
幽门
斜纤维
胃大弯
环层

学性消化。消化过程是由机械性消化和化学性消化同时进行的。

食物的消化和吸收是由消化系统各个器官的协调共同完成。人们日常所吃食物中的营养成分，除了维生素、无机盐和水可以被直接吸收，蛋白质、脂肪和糖类都是复杂的大分子有机物，不能直接被吸收，必须先在消化道内经过分解，将其变成结构简单的小分子物质之后才能通过消化道黏膜进入血液，运送到身体各处提供给组织细胞。食物在消化道内被分解的过程就是"消化"，经过消化后，食物营养通过消化管黏膜上皮细胞进入血液循环的过程就是"吸收"。

消化液

在胃肠内食物是怎样消化的？消化的过程从口腔开始，食物在口腔内以机械性消化为主，因为食物在口腔内停留时间很短，所以口腔内的消化作用不大。食物从食道进入胃后，即受到胃壁肌肉的机械性消化和胃液的化学性消化作用，此时，食物中的蛋白质被胃液中的胃蛋白酶初步分解，胃内容物变成粥样的食糜状态，小量的多次通过幽门向十二指肠推送。食物从胃进入十二指肠后，开始了小肠内的消化。小肠是消化、吸收的主要场所。食物在小肠内受到胰液、胆汁和小肠液的化学性消化以及小肠的机械性消化，各种营养成分逐渐被分解为简单的可吸收的小分子物质在小肠内吸收。所以，消化过程在食物通过小肠后已基本完成，留下的不易消化的食物残渣则由小肠进入到大肠中。大肠只具有吸收功能，可以吸收少量水、无机盐和部分维生素，却没有消化作用。

淀粉、蛋白质、脂肪的消化与吸收：

淀粉在口腔内在唾液的作用下初步被转化为麦芽糖，在小肠中在肠液及胰液的作用下转化为葡萄糖后将会被毛细血管吸收。

蛋白质在胃中胃液的作用下初步被转化为蛋白胨，在小肠中在肠液及胰液的作用下被转化为氨基酸，全部被毛细血管吸收。

脂肪在小肠中在肠液及胰液的作用下被消化为甘油和脂肪酸，大部分被毛细血管吸收，小部分由毛细淋巴管吸收。

> 吃进胃肠的东西是怎么消化的呢？

食物消化的第一站

口腔是消化管的开始，唇为前壁，腭为顶，颊为侧壁，口腔底为黏膜和肌等结构，内有牙、舌等器官。口腔借上、下牙弓分为前外侧部的口腔前庭和后内侧部的固有口腔；当上、下颌牙咬合时，口腔前庭与固有口腔之间可借第三磨牙后方的间隙相通。当有的病人牙关紧闭，无法张开时，可以用开口器或插管，在此通道内注入药物或营养物质。口唇构成了口腔的前壁。口裂是指两唇之间的裂隙，口角为两侧结合处，人中是上唇的外面正中线上有一纵行的浅沟，一般对待昏迷病人的急救时，可按压或针刺此处，促使病人苏醒过来。颊是肌性器官，在口腔的两侧壁，有感受味觉、协助咀嚼和吞咽食物、辅助发音等功能。

舌的形态分为上、下两面。上面称舌背，其后部以呈"八"形的界沟分为前2/3的舌体和后1/3的舌根，舌体的前端称舌尖。舌的下面正中线上有一连于口腔底的黏膜皱壁，称舌系带，其根部的两侧各有一小黏膜隆起，称舌下阜，是下颌下腺与舌下腺大管的开口处。舌下阜的后外方延续为舌下襞，其深面埋舌下腺。

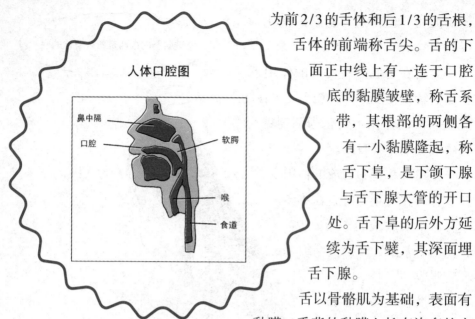

人体口腔图

鼻中隔
口腔
软腭
喉
食道

舌以骨骼肌为基础，表面有黏膜。舌背的黏膜上长有许多的小突起，淡红色，被称为舌乳头。根据形态与功能的不同分为四种：丝状乳头数量最多，呈白色，具有一般感觉功能；菌状乳头呈钝圆形，鲜红色；轮廓乳头体形最大，排列在界沟的前方；叶状乳头在人类为退化的结构；后三种乳头中含有味觉感受器。在舌根的黏膜里，生有淋巴组织构成，大小不等的小结节，这就是舌扁桃体。

舌的形状可以灵活改变完全靠舌肌的作用。舌外肌中最重要的是颏舌肌。该肌起自下颌体内面中线的两侧，肌纤维呈扇形止于舌。双侧颏舌肌同时收缩拉舌向前下方；单侧收缩时可使伸向对侧。如果一侧颏舌肌瘫痪，将导致舌尖也偏向瘫痪侧。

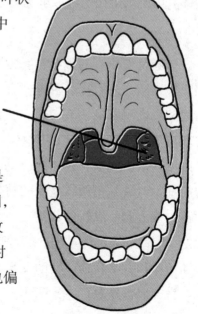

扁桃体

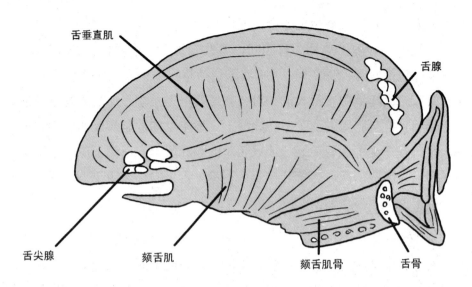

舌垂直肌　　　　　　　　　　　　　　　　舌腺

舌尖腺　　　　颏舌肌　　　　　　　颏舌肌骨　　　舌骨

　　口腔内的主要结构除了舌头，还有牙齿。牙分为牙冠、牙颈、牙根三部分。暴露于口腔内的牙冠，色白而光泽；嵌于牙槽内的称牙根；介于牙冠与牙根之间的部分被牙龈包绕，称牙颈。牙的内部空腔称牙腔，位于牙根内的称牙根管，与牙槽相通。牙腔内有牙髓，其中含有丰富的血管和神经，牙髓如果发炎，就会感觉非常得疼痛。

　　牙主要由黄色的牙质构成，牙冠表面是一层白色光泽的釉质，牙根与牙颈表面覆有一层黏合质。牙龈、牙周膜和牙槽骨共同构成牙周组织，对牙有保护、支持和固定作用。人的一生中有两套牙，出生后，一般在 6 个月左右开始萌出乳牙，3 岁左右出齐，共 20 个。乳牙分切牙、尖牙和磨牙。6 岁左右乳牙开始脱落，更换成恒牙，在 12 ~ 14 岁出齐。成人恒牙一般有 28 ~ 32 个，分为切牙、尖牙、前磨牙和磨牙。相对来说，第三磨牙出现得比较晚，有的人到成年后才出现，

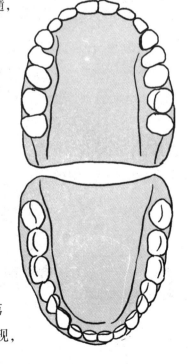

被称为迟牙，有的人终生也不会出现。

口腔内各种腺体总称为口腔腺，大致分为大、小两种，能分泌唾液。小唾液腺包括唇腺、颊腺等。大唾液腺包括腮腺、下颌下腺和舌下腺三对。腮腺为三对大唾液腺中最大的一对，整体略呈三角楔形，居外耳道的前下方。腮腺管发自腮腺的前缘，在颧弓下一横指处向前越过咬肌表面，最后穿颊肌，开口于上颌第二磨牙牙冠相对的颊黏膜上。下颌下腺位于下颌体的深面，为卵圆形状，腺管开口于舌下阜。舌下腺位于舌下襞的深面，腺管开口于舌下阜与舌下襞。

坚硬的牙齿

通常脊椎动物的牙齿为白色，坚硬。牙齿的不同形状也对应着不同的用途，如撕裂、磨碎食物。对于某些动物，特别是食肉动物，牙齿是它们的搏斗武器。随着人类文明的创建，各种语言的发音已发展得多样化。语言发音均非常依赖牙齿、舌头和口腔的合作，应用到人类生活中的说话、歌唱。特别是在当今时代，牙齿的整洁与否，甚至还会影响到社交活动。

牙是人体中最坚硬的器官，包括门齿、犬齿和臼齿。其功能分别为：门齿负责咬切食物，犬齿负责撕裂食物，臼齿负责研磨食物，最终把食物粉碎。从外形看，牙分为牙根，生长在牙槽里的部分；牙颈，稍细的部分，外包牙龈；

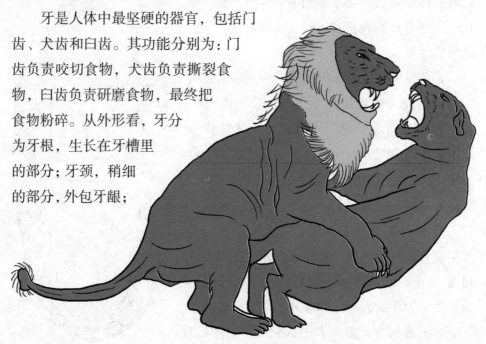

牙冠，表面覆盖着乳白色的釉质，是人体结构中最坚硬的物质，如果一旦损坏后不可再生。

牙齿对人体健康来说是非常重要的，培养良好的习惯才能对牙齿予以保健。比如说龋齿，即"虫牙"，由于不良卫生习惯、个人体质、营养情况等原因导致酸腐蚀牙齿，尤其是釉质受酸的腐蚀而变软、变色，形成龋洞。最开始被腐蚀处呈白垩色，以后变成黄褐色、棕黑色，质地变软，出现小洞，这时应及时治疗，如果继续发展下去，龋洞发展到牙本质时，受冷、热、酸、甜刺激后会出现酸痛的感觉，如果发展到牙髓腔，牙髓内的神经受到刺激产生疼痛，这就是牙髓炎。

人的牙齿布局和齿式为2、1、2、3/2、1、2、3共有32颗牙齿，人类的犬齿并不是太尖锐，这是人科动物与其他灵长类动物最显著的区别，在研究古人类时，常常用此把原始的人科动物和古猿区分开来。虽然人类的犬齿相比较其他灵长类显著退化，但人类的犬齿仍然是相比人的其他牙齿是最强壮的。犬齿的齿根比其他所有牙齿的都要长而粗壮，其齿根深深嵌入到颌骨之中。人的犬齿还有性别差异，在尸骨的性别鉴定中，是一个重要的参考指标。由于人类上下颌缩小，所以很多人的智齿不能萌出，他们一生只有28颗牙齿。

牙齿既可以咀嚼食物、帮助发音，还是容貌的重要组成部分。牙齿和牙槽骨的支持，牙弓形态和咬合关系的正常，才会使人的面部和唇颊部显得丰满。而当人们讲话和微笑时，整

牙齿在口腔的布局图

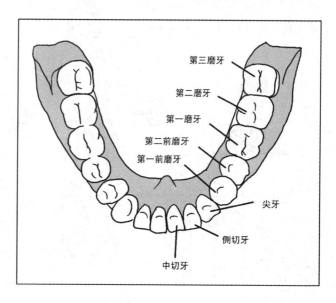

第三磨牙
第二磨牙
第一磨牙
第二前磨牙
第一前磨牙
尖牙
侧切牙
中切牙

齐而洁白的牙齿，更能显现人的健康和美丽。相反，如果牙弓发育不正常，牙齿排列紊乱，参差不齐，面容就会显得不协调。牙齿如果缺少太多，就会造成唇颊部的凹陷，人的面容也会随之显得苍老、消瘦、没有精神，所以牙齿往往被人们作为衡量健美的重要标志。

拥有健康的牙齿是一件十分幸福的事，但是平时要注意对牙齿的保健，多摄入含钙多的食物，在婴幼儿时就要注意饮食的选择。家长多给孩子吃能促进咀嚼的蔬菜，如芹菜、卷心菜、菠菜、韭菜、海带等，有利于促进下颌的发达和牙齿的整齐。常吃蔬菜还能使牙齿中的钼元素含量增加，增强牙齿的硬度和坚固度。实验证明，厌食蔬菜和肉类食品的幼儿，其骨质密度均比吃蔬菜和肉类食品的幼儿低下。多吃蔬菜对于预防龋齿也有一定的作用，因为蔬菜中含有 90% 的水分和纤维物质，咀嚼蔬菜时，蔬菜中的水分能稀释口腔中的糖质，使细菌不易生长；纤维素能对牙齿起清扫和清洁作用。而且，如果多吃较硬的食物也能帮助牙齿更健美，如玉米、高粱、牛肉、狗肉及一些坚果类食物，食用后可以起到对牙齿锻炼的作用。

保护牙齿是每个人都应该具有的健康意识，因为牙齿一旦被损坏，食物不能被充分咀嚼，从而加重了胃肠的负担。要想保证牙齿的卫生首先要做的就是每天刷牙，采取正确的刷牙姿势，刷牙时间要充分，使用的牙刷定时更换，牙膏选用含氟的，因为氟的含量的多少与龋齿的发病率有关。刷牙的次数以饭后一次为最佳，并且要养成良好的卫生习惯，在饮食上少吃含糖多的食物，可以每半年看一次牙医，建立起自己的牙科档案。

胃的作用

胃又被称为胃脘，位于膈下，上接食道，下通小肠。胃上口是贲门，下口是幽门。胃分为上、中、下三部分，上部称为上脘，包括贲门；中部称中脘，指胃体部分；下部称下脘，包括幽门。每个人的肌张力和体型决定了胃的形态、大小和位置的不同。

胃的主要功能是把食物由大块变成小块，将食物中的大分子降解成较小的分子，便于进一步被吸收。胃腺的泌酸细胞会在消化过程中分泌出胃酸，而主细胞会分泌蛋白酶、凝乳酶等酶。胃壁会分泌黏液层，而防止由胃腺所分泌的蛋白酶及胃酸的消化。胃酸的功能在于杀死附在食物表面的细菌，而蛋白酶主要起将蛋白质转为肽的作用。

胃的结构

1. 黏膜

上皮：由单层柱状上皮组成，向下凹陷，形成了胃小凹，柱状细胞的核位居基底部，顶部胞质充满黏原颗粒，呈现出来浅染的透明区，上皮深面的结缔组织中常见与柱状细胞结构相同的管状结构，系附近胃小凹的断面。

固有层：是一种结缔组织，包含有血管、淋巴组织、平滑肌细胞和胃底腺。胃底

贲门口　胃底

二十指肠球

幽门口

幽门括约肌　幽门窦

胃壁

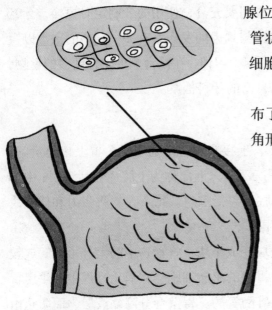

腺位于胃小凹和黏膜肌之间，是单管状腺，腺腔小，不易看见，由壁细胞和主细胞组成。

壁细胞：胃底腺颈部和体部分布了不少，细胞比较大，圆形或三角形状，细胞核呈圆形，常有双核，居细胞中央，胞质染红色。

主细胞：分布于胃底腺的体部和底部，数量较多，柱状，细胞核为圆形，位于基底部，胞质染蓝色，细胞顶部的小空泡系酶原颗粒被溶解所致。

2. 黏膜下层

属于疏松结缔组织，包含了较大的血管、淋巴管及黏膜下神经丛，黏膜下神经丛由数个神经细胞和无髓神经纤维组成。

3. 肌层

较厚，由内斜行，中环形，外纵行的平滑肌组成。

4. 外膜

属于浆膜，由疏松结缔组织和外表面的间皮构成。

胃酸性很强，可以消化任何吃进来的食物，但是它为什么从来没有把自己消化掉呢？

其实当胃液消化食

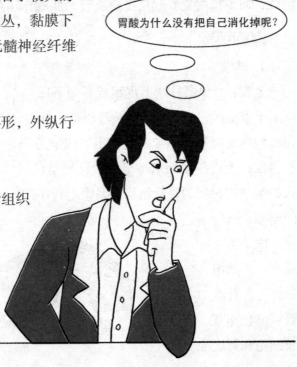

胃酸为什么没有把自己消化掉呢？

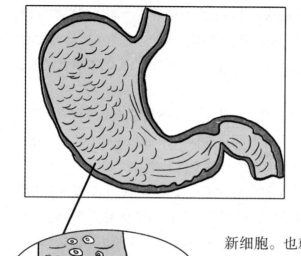

物时候，对胃壁是有一定伤害的，会导致一些细胞的死亡。但是由于胃有很强的再生能力，因此这种损害仅仅是暂时的，胃能很快恢复如初。美国密歇根大学医学系德本教授的研究资料表明，每分钟胃的表面能够产生约50万个新细胞。也就是说只需三天，就可以再生出一个新胃来。但是，因为胃液可以几小时之内就把胃的组织溶化掉，如果只产生新细胞，根本不足以弥补造成的损失。所以，胃还必须要有其他的本事才行。

胃壁覆盖着一层厚厚的上皮细胞，被称为胃粘膜，它就是胃的另一个本事。胃粘膜与胃液直接接触，带有腐蚀性的胃液就不能渗入到胃的内壁中。当胃产生过多的酸液时，就会导致胃溃疡。正因为有胃粘膜的特殊保护作用，才避免了或只受到了轻度的酸液侵蚀。

胃蛋白酶和盐酸组成了胃液。胃蛋白酶是一种蛋白质，它是一种无害的消化酶。但盐酸却不同，它具有很强的腐蚀性，能轻而易举地毁坏胃的组织细胞。因此，只靠胃的再生能力和胃粘膜的保护作用还不够。在胃壁上皮细胞上面还覆盖着

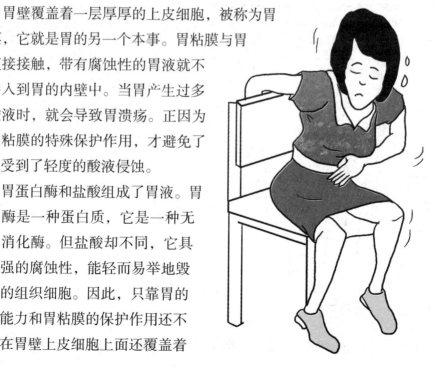

薄薄的一层碳水化合物，即所谓的糖体层，它可以进一步加强对胃的保护。另外，在胃壁里层，还覆盖了一层由脂肪物质组成的、称为类脂体的物质。它可以阻碍盐酸的氢离子和氯离子，胃的第三个保护自己的本事就是拥有这种类脂体物质。

科学家在近年来的研究中发现，胃粘膜上皮细胞还能不断合成和释放内源性前列腺素，它对胃肠道黏膜有明显的保护作用。还有人认为胃肠道是人体最大的内分泌器官，还具有分泌新激素的功能。

胃在消化道中是最膨大的，前端与食道相接处叫贲门，后端与肠相接的叫幽门。胃不但可以贮存食物，而且担负着对食物进行初步消化的任务。人的胃能够使部分蛋白质水解为多肽，还能吸收部分的水、无机盐和酒精等。而且也具有胃部结构的鸟类的胃是怎样的呢？鸟类的胃分为两部分，肌肉组织集中在后部，形成肌胃，前部胃壁软而薄，有发达的消化腺，叫腺胃。食物在腺胃内受到了消化液的作用，然后进入肌胃，肌胃中常有砂粒等硬物，能将较坚硬的食物磨碎，特别是谷食性鸟类的肌胃十分发达，鸟类与人类的胃在结构上大有不同，在功能细节上也不尽相同。

胃蛋白酶是一种蛋白质，它是一种无害的消化酶。但盐酸却不同，它具有很强的腐蚀性，能轻而易举地毁坏胃的组织细胞。

而在哺乳类动物中，肉食性与杂食性动物的胃是简单的囊状，叫作单胃。草食性动物中反刍类的胃不但容积大，而且又可分为几个部分，这叫复胃。牛具有典型的复胃，可依次分为瘤胃、蜂巢胃、重瓣胃和皱胃四部。皱胃是真正的胃，有丰富的腺体，其余三部是食道下端膨大所形成的。牛能吞下大量草料，不经细嚼而暂时贮存于瘤胃中，在瘤胃中有许多与牛成共生关系的细菌和纤毛虫，它们可以通过发酵分解

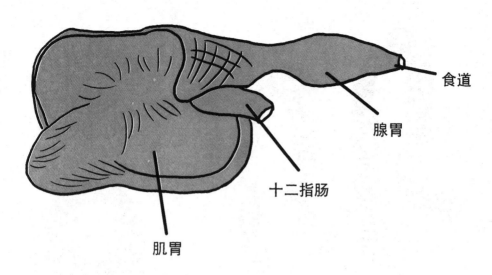

食道

腺胃

十二指肠

肌胃

纤维素，而哺乳动物本身没有消化水解纤维素的酶。这部分草料发酵后又逐渐分批返回口中细细地咀嚼，掺入唾液，这就是反刍。马、兔则没有反刍胃，主要以其粗大的盲肠分解纤维素，产生大量的葡萄糖等养分。

小肠的作用

小肠和心互为表里，是食物进行消化吸收的重要处所，它上端接幽门，和胃相通，下端通过阑门，和大肠连接。全长约 3 ~ 5 米，张开有半个篮球大，分为十二指肠、空肠和回肠三段。

十二指肠长 25 厘米，在腹腔的后上部，上部连接胃幽门，溃疡病患一般常发于此。肝脏分泌的胆汁和胰腺分泌的胰液，通过胆总管和胰腺管在十二指肠上的开口，排泄到十二指肠内以消化食物。十二指肠呈 "C" 字形，从右

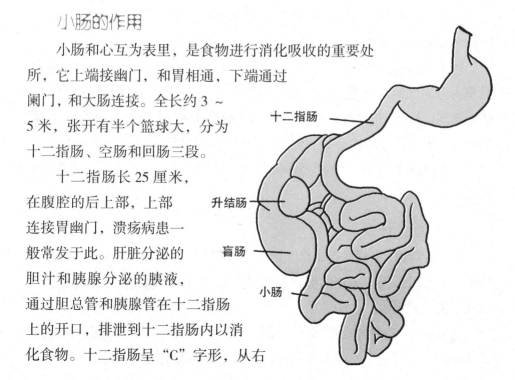

十二指肠

升结肠

盲肠

小肠

67

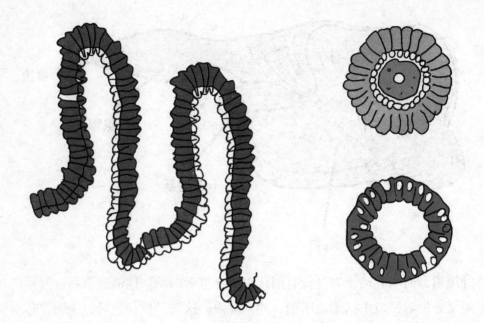

侧包绕胰头，可分为上部、降部、水平部和升部等四部分。空肠占小肠长度的 2/5，连接十二指肠。回肠占小肠长度的 3/5，位于右下腹。空肠和回肠无显著的分界线。

肠腺细胞包括柱状细胞、杯状细胞、潘氏细胞和未分化细胞。柱状细胞和内分泌细胞与绒毛上皮相似，接近绒毛的柱状细胞与吸收细胞相似，绒毛深部的柱状细胞微绒毛少而短，不形成纹状缘，有人认为有分泌作用。小肠绒毛增大了小肠内壁的表面积，若将全部的绒毛展开抻平，竟然能够覆盖半个网球场，其广大的表面积足以使营养物质在 1～2 小时内就被快速吸收。

小肠运动形式

紧张性收缩：这样的运动是其他运动形式得以有效进行的基础，在它的作用下小肠可以保持一定的形状和位置，肠腔内也会保持一定的压力，从而利于消化和吸收。

分节运动：这种运动能够促使食糜和消化液充分混合，增加食糜和肠黏膜的接触，促进肠壁血液淋巴回流，有助于机体的消化和吸收。

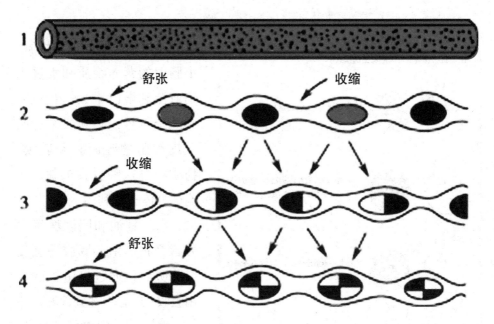

蠕动：将食糜向远端推送一段，才能开始新的分节运动。小肠的蠕动通常重叠在节律性分节运动之上，两者经常并存。小肠的蠕动速度很慢，约1cm/s～2cm/s，每个蠕动波只把食糜推进一段短距离后即消失。另外，还有一种传播速度快，传播距离远的蠕动，即蠕动冲。它能够把食糜从小肠开头推送到小肠末尾，有时还可推至大肠，速度为2cm/s～25cm/s。

小肠是吸收的主要部位

食物在小肠内消化，被分解为小分子物质。相比之下，食物在小肠内停留的时间较长，通常为3～8小时，为小肠吸收提供了充足的时间。小肠是消化管中长度最长的，小肠黏膜形成许多环形皱褶和大量绒毛突入肠腔，每条绒毛的表面是一层柱状上皮细胞，柱状上皮细胞顶端的细胞膜又形成许多细小的突起，称微绒毛。环状皱褶、绒毛和微绒毛使得小肠黏膜的表面积增加到600倍，达到200m²左右。所以小肠的吸收面积是相当大的。绒毛内部有毛细血管网、毛细淋巴管、平滑肌纤维和神经网等组织。绒毛可以在平滑肌纤维的舒张和收缩的带动下伸缩和摆动，从而加速血液和淋巴在体内的流动，对吸收很有利。

小肠对三种营养物质和水分的吸收

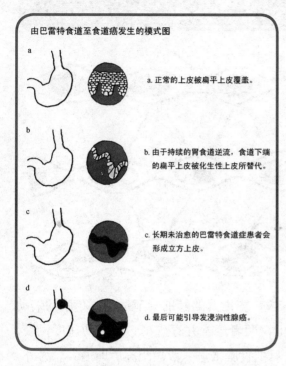

由巴雷特食道至食道癌发生的模式图

a. 正常的上皮被扁平上皮覆盖。

b. 由于持续的胃食道逆流，食道下端的扁平上皮被化生性上皮所替代。

c. 长期未治愈的巴雷特食道症患者会形成立方上皮。

d. 最后可能引导发浸润性腺癌。

通过肠黏膜的上皮细胞，小肠内的营养物质和水进入到血液和淋巴中去，要想完成这个过程，必须要通过肠上皮细胞的腔面膜和底膜。物质经过这些吸收机制，才能被身体充分利用。

水、甘油和胆固醇等部分营养物质由小肠绒毛上皮细胞吸收，通过自由扩散作用吸收；还有一部分营养，如 K^+、Na^+、葡萄糖和氨基酸等，则通过运输被吸收。吸收的物质中，一部分脂类物质被吸收到小肠绒毛的毛细淋巴管内，从淋巴循环进入血液循环，另外一部分都被吸收到小肠绒毛内的毛细血管中，从那里进入血液循环的轨道。

回盲瓣在小肠通向大肠的部位控制着物质流动的方向，大肠没有消化的任务，只管吸收水、无机盐、部分维生素和其他营养物质等。大肠中的食物残渣内有庞大的细菌种群在繁殖着，主要是无害的大肠杆菌，数量很多，是粪便干重的约15%。这些细菌能够为人类合成一些有益的维生素，又可抑制有害细菌的滋生。有人因为使用广谱抗生素过多，引起体内菌群失调，大肠杆菌被消灭，为有害细菌在大肠内提供了栖息之地，导致自己长期发烧，严重时还会出现中毒症状。

大肠的作用

大肠位于消化道的下段，一般为1.5m长左右，是组成人体消化系统的重要部分。大肠的主要任务是吸收粪便中的水分、电解质和氨、胆汁等其他物质，形成、贮存和排泄粪便。同时，大肠还有具备一定的分泌功能，在杯状细胞分泌黏液中的黏液蛋白，可以起到保护黏膜和润滑粪便的作用，粪便因此更易于在肠内运输，可以保护肠壁，避免细菌侵蚀。

在外观上来看，大肠和小肠有很大的区别，一般大肠口径较粗，肠壁较薄，盲肠和结肠还具有三种特征性结构在肠表面，沿着肠的纵轴有结肠带，由肠壁纵行肌增厚形成；被肠壁上的横沟隔成囊状的结肠袋；在结肠带附近因为浆膜下脂肪聚集，形成许多大小不等的脂肪突起，这些突起被称作肠脂垂。

盲肠是大肠的盲端，在右髂窝里，长 6cm ~ 8cm 左右，向上通升结肠，向左连回肠。回盲口处的黏膜折成上、下两个半月形的皱襞，称为回盲瓣，此瓣可起到括约肌的作用，能够避免大肠物质逆流到小肠。在回盲瓣的下方约 2cm 处，有阑尾的开口。

阑尾是在回盲瓣的下方 2cm 处，其形如蚯蚓，所以又被称为蚓突。上端连通盲肠的后内壁，下端游离，一般长约 2cm ~ 20cm，直径约 0.5 厘米。整个阑尾都生有阑尾系膜。阑尾的根部在体表的投影位置，通常标志于脐和右髂前上棘连线的外、中 1/3 交界处，临床上称其为麦克勃尼点，如有

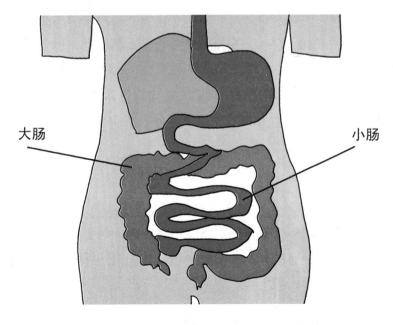

大肠　　　　　　　　　　　　　　　　　　小肠

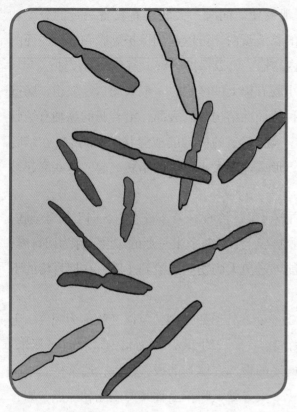

人患有急性阑尾炎，按压此处会感到疼痛。

在盲肠和直肠之间的部分为结肠，按其所在位置和形态，又分为四个部分，即升结肠、横结肠、降结肠和乙状结肠。升结肠是盲肠向上待续的部分，长15cm左右，升结肠后面借结缔组织附贴于腹后壁，所以它的活动性较小。横结肠长50cm左右，起自结肠右曲，向左横行至脾处再向下弯成结肠左曲，移行于降结肠。腹膜包被着整个横结肠，并借横结肠系膜与腹后壁相连，中部下垂，它的活动性比较大。降结肠从左曲开始，长20cm，沿腹后壁左侧下降，到左髂嵴处移行于乙状结肠。由于降结肠后面借结缔组织在腹后壁附贴，因此活动性也很小。乙状结肠长40cm～45cm，"乙"字形，空虚时，前面常被小肠遮盖，充盈扩张时，在左髂窝可触及。腹膜包被了整个降结肠，并借乙状结肠系膜与左髂窝和小骨盆后壁相连，具有很大的活动性。

大肠内细菌的活动

大肠内有不少细菌，因为大肠内的酸碱度和温度是细菌繁殖的好场所，所以细菌在此得以大量繁殖。细菌中含有能分解食物残渣的酶，对食物残渣中的糖类和脂肪的分解称发酵作用，其分解产物有单糖、醋酸、乳酸、二氧化碳、沼气、氢气等。如这类产物很多，就会刺激大肠，导致腹泻的发生。对蛋白质的分解称为腐败作用，其分解产物，除肽、氨基酸、氨等外，还有如吲哚、酚等多种有毒的物质，这类物质一部分被吸收到肝脏解毒，另一部分随粪便排出体外。

★大肠内的细菌有什么作用

大肠内的细菌为人体构成了一个巨大复杂的生态系统，可以有效维持人体内环境稳定。因为大肠内细菌来源于空气和食物中的细菌，它们经过口腔进入消化道，因为结肠缓慢运动，温度和 pH 合适等，细菌在这种环境下得到了大量的繁殖。细菌中含有酶，可以使纤维素和糖类分解或发酵，产生乳酸、乙酸、二氧化碳和甲烷等，还可使脂肪分解成脂肪酸、甘油和胆碱等。有些细菌还可以让蛋白质分解为氨基酸、肽、氨、硫化氢、组织胺和吲哚等，所以粪便有臭味。结肠中的细菌，还能合成微量的维生素，主要是维生素 B 族复合物和维生素 K，对人体代谢和维持某些功能具有重要作用。如果长期的不适当使用抗生素，就会造成维生素合成和吸收不良，从而引发维生素缺乏等疾病。正常情况下，大肠内的菌群组成是稳定的，微生物之间的相互作用是调节结肠固有菌群的重要因素。肠道菌群还能产生一些物质对其他菌种生长起到抑制的作用，如大肠菌素和短链脂肪酸等就有抑制细菌繁殖的功能。

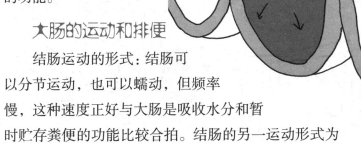

★大肠的运动和排便

结肠运动的形式：结肠可以分节运动，也可以蠕动，但频率慢，这种速度正好与大肠是吸收水分和暂时贮存粪便的功能比较合拍。结肠的另一运动形式为集团运动，是一种进行很快且移行很远的强烈蠕动。这种运动每日约发生3～4次。一般在饭后进行。可能是胃内食物进入十二指肠时，由十二指肠——结肠反射所引起。集团运动从横结肠开始，把一部分大肠内容物推送到结肠下端，甚至推入直肠，这时人体就会感到有便意了。

　　排便是人体的一种自然反射。粪便到达直肠，刺激到感受器，冲动沿盆神经和腹下神经中的传入纤维，然后传到脊髓腰骶部的初级排便中枢。同时这种感觉还被上传到大脑皮层，让人感到很想排便。如果条件允许，冲动通过盆神经的传出纤维传出，引起降结肠、乙状结肠和直肠收缩、肛门内括约肌舒张，与此同时，阴部神经的传出冲动减少，肛门外括约肌舒张，粪便就被排出体外。另外，支配腹肌和膈肌的神经兴奋，腹肌和膈肌收缩，腹内压增加，促进排便。如果条件不许可，大脑皮层发出冲动，下行抑制脊髓腰骶部初级中枢的活动，抑制冲动沿腹下神经传出纤维传出，肛门括约肌的紧张性随之加强，乙状结肠也呈舒张状态，在这种情况下排便反射就抑制了。

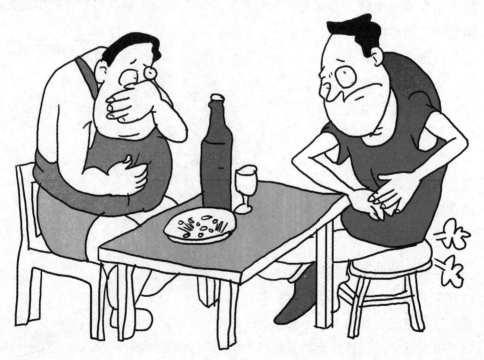

　　排便反射经常被抑制对人体健康不利，因为这样会使直肠对粪便的压力刺激失去正常的敏感性，导致粪便在大肠中停留时间过长，水分被一再吸收后变得干硬，造成便秘。还有另一种异常现象是，当直肠黏膜因为炎症而敏感性增高时，肠内只有少量粪便、黏液就可以引起便意和排便反射，所以就算排了便，但还是有未排尽的感觉，临床上称这种现象是"里急后重"，一般在患有痢疾或肠炎时出现。

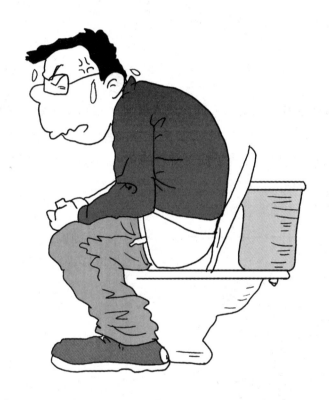

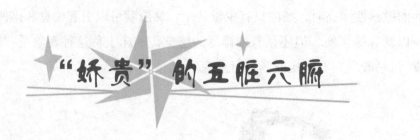

"娇贵" 的五脏六腑

肝脏的作用

肝脏在人体内脏里是最大的，成人肝脏一般重 1.5 公斤左右，为一个红棕色的 V 字形器官。在人体腹部，右侧横隔膜之下，胆囊的前端，右肾的前方，胃上方。它在人体内扮演着重要的角色，它可以去氧化、储存肝糖、分泌蛋白质的合成等。除了这些功能之外，肝脏还要负责制造消化用的胆汁，而且还是负责新陈代谢的重要器官。

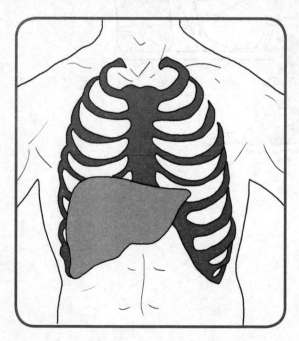

肝的位置有时候会随着呼吸而改变，平静呼吸时可以升降达 2cm ~ 3cm，站立吸气时稍下降，仰卧和吸气时则会稍微升起，大家知道当医生在为患者做肝脏检查时，经常要求患者做呼吸配合就是这个道理。正常肝为红褐色，柔软，肝的长、宽、厚为 25.8cm、15.2cm、5.8cm 左右。

出现黄疸是大部分肝脏疾病的症状，这是因为肝脏

肝脏解剖图

肝脏由于其充足的含血量而呈深红色，血液通过肝动脉及肝门静脉进入肝脏，再由肝静脉流出。

肝脏还产生一种称为胆汁的绿色液体，它经由总胆管及梨形的胆囊运输到小肠。

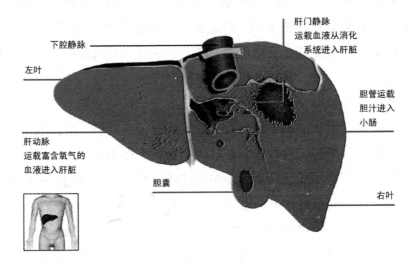

下腔静脉

左叶

肝门静脉
运载血液从消化
系统进入肝脏

胆管运载
胆汁进入
小肠

肝动脉
运载富含氧气的
血液进入肝脏

胆囊

右叶

不能将胆红素排出，只是累积在体内。肝脏在代谢和多项职能中都发挥着重要的作用，比如，糖原贮存、分解红血球、血浆蛋白的合成和去毒等。

体内的物质和每天摄入的食物都会在肝脏内发生着一系列的化学变化，有的物质将在此经受化学结构的改造，有的物质在肝脏内被加工，有的物质经转变而排泄出体外，有的物质如蛋白质、胆固醇等在肝脏内被合成，所以肝脏就相当于人体的一座化工厂。

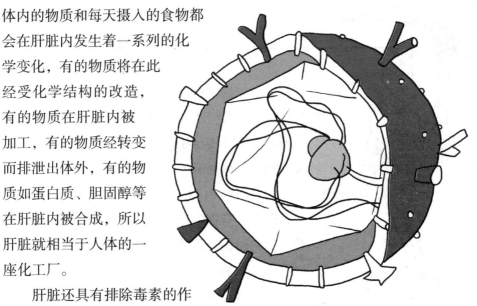

　　肝脏还具有排除毒素的作

用，将毒素排出体外，从而起到解毒的作用。寄生在肠道内的细菌如果腐败分解，就会释放氨气。肝脏将氨转变为尿素排泄，便避免了中毒。如果饮酒，酒精在体内产生乙醛，可与体内物质结合，产生毒性反应，导致醉酒症状；但肝脏又可将乙醛氧化为醋酸而祛除。若酗酒过度，超出肝脏的解毒能力，就会导致酒精中毒，严重的还会危及生命。药物虽然可以达到以治病的效果，但是却具有两面性，是药三分毒，此时肝脏就会将药物改造，变为水溶性物质，从尿液和粪便中排出体外。

肝脏虽然肩负着众多的重任，但是它本身却是一个脆弱的器官，如果保护不好就可能发生肝脏方面的疾病。当病毒侵入肝脏，肝脏的毛细血管通透性增高，肝细胞变性肿胀，肝脏内出血，炎性细胞浸润，导致肝脏肿大，此时它的正常功能就会遭到影响或破坏，导致功能衰退。一般大部分的肝病都可以彻底治愈，但是也有少数可能转变为慢性肝炎。

> 健康肝脏的脂肪含量较低，由于肝脏可以把脂肪和磷酸及胆碱结合，转变为磷脂，转运到人体的其他部位。

健康肝脏的脂肪含量较低，由于肝脏可以把脂肪和磷酸及胆碱结合，转变为磷脂，转运到人体的其他部位。肝功能如果减弱，肝脏转变脂肪为磷脂的能力也随之减弱，脂肪不能转移，就在肝脏内积聚，形成"脂肪肝"。如果脂肪积聚过多，可能会发展为肝硬化。所以肝脏需要保护的，所以人们应该重视平时的起居卫生、体育锻炼和科学的饮食结构。

对来自体内和体外的非营养性物质，比如，一些药物、有毒物质以及体内某些代谢产物，肝脏有生物转化的作用，怎么转化呢？肝脏可以通过新陈代谢将它们彻底分解或以原形排出体外，这个过程也就是肝脏的"解毒功能"，某些毒物经过生物转化，能够转变为无毒或毒性较小、易于排泄的物质；但也有一些物质恰恰相反，毒性增强，溶解度降低。肝脏的生物转化方式很多，对于水溶性物质，它常以原形从尿和胆汁排出；对于脂溶性物质，它们容易在体内堆积，从而影响了细胞的正常代谢，所以必须经过肝脏的一系列酶系统作用才能让其灭亡，然后转化成水溶性物质，排出体外。

肝脏在体内进行的生物化学反应主要有四种形式

氧化作用：又称为氧化解毒，如乙醇在肝内氧化为乙醚、乙酸，再氧化为二氧化碳和水。

还原作用：一些药物或有毒物质，如氯霉素、硝基苯等，可以通过还原作用而转化。

水解作用：肝细胞本身含有水解酶，这种物质可以将多种药物或毒物水解。

结合作用：这项功能是肝脏生物转化的最主要方式，药物或毒物和葡萄糖醛酸、乙酰辅酶A、谷胱甘肽等结合。

有的学者按照肝脏特有的酶系统，把生物反映分为两种类型，即相Ⅰ反应，通过氧化、还原、羟化、硫氧化、去胺、去羟化或甲基化等生物化学反应，包括混合功能性氧化酶，有时还能使无毒物质变为有毒，如异烟肼的乙酰化；相Ⅱ反应，如微粒体的二磷酸尿核苷葡萄糖转移酶，促使某些物质与醛糖酸

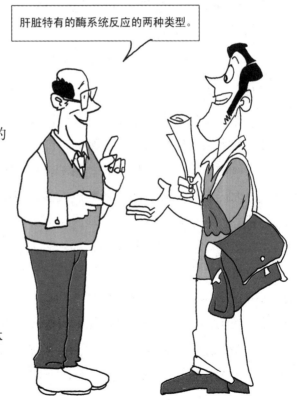

肝脏特有的酶系统反应的两种类型。

结合生成醛糖酸盐，这样才能从胆汁和尿中排出毒素。

有严重肝病者应该注意药物的选择，掌握用药剂量，不可再增加肝脏的负担。如果长期服用某种药物，就会造成相关酶活性的增加，从而产生"耐受性"，这就是人们常说的耐药性。正常人80%～85%的血胆红素来自于衰老红细胞血红蛋白，剩下的来自于肝内非血红蛋白的亚铁血红素和骨髓未成熟红细胞破坏，又称旁路胆红素，顾名思义，就是为亚铁血红素代谢的一个支流。

肾是人体泌尿系统的重要器官之一，肾在人体还有分泌作用。

在肝细胞对胆红素的摄取、结合和排泄的环节中，如果任何一个过程出现问题，都能导致血胆红素的增高，从而引发黄疸。

人体的净化器——肾

肾是人体的泌尿系统的重要器官之一，在人体中的主要作用是排出机体内在新陈代谢过程中产生的多余的废物和水，以保持人机体内环境的平衡和稳定，除此之外，肾在人体内还有分泌作用。肾能够分泌促使红细胞生成素，还能够分泌出对人体血压有着重要关系的肾素以及能调解钙和维生素 D 衍生物代谢的羟胆钙化醇，它也是人体不可分割的一部分。

在生物学上，肾是脊椎动物的一种器官，属于泌尿系统的一部分，主要是负责过滤血液中的杂质和维持体液电解质平衡，最后将过滤后的杂质经尿液排出体外。正常的人体都有两个肾，位于腰部两侧的后方。一个肾也可以满足人体的需求，只是在平时注意不要太过于劳累。

肾的具体位置是在脊柱的两侧，紧贴着腹后壁，在腹膜的后面。人体左肾的上端平在第 11 胸椎的下面，下端平在 2 腰椎的下面。右肾的位置要比左肾低半个椎体，左侧第12肋斜过左肾后面的中部，右侧第12肋斜过右肾后面的上部，所以说两个肾不在同以条水平线上。

肾的颜色为红褐色，可以分为内、外两个边缘，前、后两面和上下两端，肾的外侧凸起，内侧向里凹陷，称为肾门，这里是肾盂、血管、神经、淋巴管出入的门户，这些出入肾门的结构被一些结缔组织包裹在内，合称为肾蒂。由肾门凹向肾内，有一个较大的腔，这个腔被称为肾窦。肾窦由肾实质围成，窦内含有肾动脉、肾静脉、淋巴管、肾小盏、肾大盏、肾盂和脂肪组织等。肾静脉在前面，动脉在中间，肾盂在后面。

如果将肾纵向切割，可以在肾纵切面看到肾实际上是分内外两层：外层为皮质，内层为髓质。肾皮质是由肾小球和曲小管所构成，部分皮质伸展至髓质锥体间，成为肾柱。肾髓质新鲜时呈淡红色，它是由10～20个锥体随所组成的。肾锥体在切面上呈三角形。肾锥体组织主要为集合管，锥体尖端称肾乳头，每个乳头有十多个乳头管，都向着肾小盏的漏斗处展开。在肾窦内有肾小盏，它是呈漏斗形的膜状小管，紧紧包围着肾乳头，肾乳头发生病变会严重地影响肾功能的作用。每个肾都有7～8个肾小盏，相邻的两三个就形成了一个肾大盏，肾大盏最后就汇合成了肾盂。肾盂在出肾门后逐渐变得细窄，逐步移行为输尿管。

肾椎体与肾小盏相连接。每个肾有7～8个肾小盏，相邻2～3个肾小盏合成一个肾大盏。每个肾有2～3个肾大盏，肾大盏汇合成扁漏斗状的肾盂。肾盂出肾门后逐渐缩窄变细，移行为输尿管。肾的异常的情况还是比较少见的，临床在人体腹部诊断时候要区分肿瘤与肾的区别。

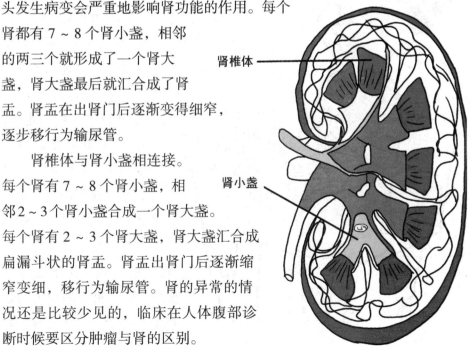

肾椎体

肾小盏

肾小盂内有一个毛细血管团，称为肾小球，它由肾动脉分支形成。肾小球外有肾小囊包绕。肾小囊分两层，两层之间有囊腔与肾小管的管腔相通。肾小管汇成集合管，若干集合管汇合成乳头管，尿液由此流入肾小盏。

肾脏在酸碱平衡中的作用

人体的体液有一定的酸碱度，这种酸碱平衡是维持人体生命活动的重要基础。人体在正常膳食情况下，体内产生大量的酸性物质和少量的碱性物质。酸性物质主要有挥发性的碳酸和非挥发性的固定酸两大类。糖、脂类、蛋白质氧化分解产生的硫酸、磷酸、乳酸、丙酮酸等酸性物质，主要由肾脏排出体外，称为固定酸。一般固定酸的主要成分是蛋白质，所以体内生成固定酸的数量和食物蛋白质含量成正比。由于固定酸对人体有害，所以必须被中和并由肾脏排出体外。

因为体内有一系列的调节机制，所以在正常情况下，代谢产生的酸性物质或碱性物质进入血液不会引起血液 pH 值的显著变化。这一调节机制包括体液中的缓冲系统、呼吸系统、肾脏。其中肾脏起调节作用，尽管调节缓慢，但能依然完整地调节血液 pH 值。这是肾脏的重要功能之一。机体产生的固定酸，每天约 40 ~ 60 毫摩尔氢离子，它们可以通过肾小管泌氢作用自尿中排出。近曲小管、远曲小管、集合管细胞都可以泌氢。由于体液缓冲系统和呼吸系统调节机制而损失的碳酸氢根离子，会通过肾小管在排出酸性尿时，生成的新碳酸氢根离子而得到补充。

　　碳酸氢根离子得到补充的同时，血浆氢离子的浓度和二氧化碳的分压都会升高，这一现象都会刺激呼吸中枢，加强呼吸运动，从而使二氧化碳排出量加大，血浆碳酸的浓度下降。由于碳酸氢根离子的补充和碳酸的减少，血浆中碳酸氢根离子与碳酸的比值就不会因对固定酸的缓冲而发生明显的改变，所以血浆的 pH 值也会保持在一个正常的范围之内。这样，肾脏通过对肾小球过滤的碳酸氢盐的重吸收和生成新的碳酸氢盐，从而使细胞外液中的碳酸氢盐的浓度保持稳定，以维持体液的酸碱平衡。此外，动脉血的二氧化碳分压、血钾浓度等多种因素，都会影响到肾脏分泌氢离子和碳酸氢根离子重吸收功能。呼吸运动和肾脏活动对原发性代谢性中毒有很大的关系，其中肾脏起着更大的作用。

胆

　　胆，属于人体的六腑之一，呈囊形，胆与肝相连，经脉相互络属，互为表里。胆囊位于人体的右上腹，附着在肝脏下缘的胆囊窝里，并借助胆囊管与胆总管相通。胆的外形看起来是一个梨形，长约 7 ~ 9 厘米，宽约2.2 ~ 3.5 厘米，其容积为 30 ~ 50 毫升，分为底、体、颈三部。底部游离，体部位于肝脏脏面的胆囊床内，颈部呈囊状，一般结石常在此停留。长约 2 ~ 4 厘米的胆囊管内有螺旋式黏膜皱襞，主要的作用是调节胆汁的出入。手术时人的胆囊管经常受到损伤，主要是因为胆囊管本身和它的开口处存在着很多变异。

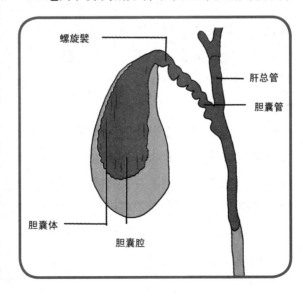

　　胆的囊状器官中间是空的，我们经常说的胆汁就贮

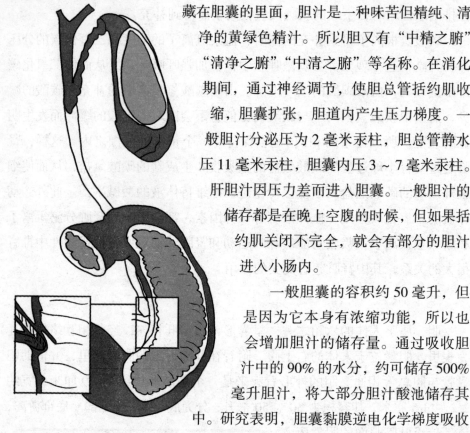

藏在胆囊的里面，胆汁是一种味苦但精纯、清净的黄绿色精汁。所以胆又有"中精之腑""清净之腑""中清之腑"等名称。在消化期间，通过神经调节，使胆总管括约肌收缩，胆囊扩张，胆道内产生压力梯度。一般胆汁分泌压为 2 毫米汞柱，胆总管静水压 11 毫米汞柱，胆囊内压 3 ～ 7 毫米汞柱。肝胆汁因压力差而进入胆囊。一般胆汁的储存都是在晚上空腹的时候，但如果括约肌关闭不完全，就会有部分的胆汁进入小肠内。

一般胆囊的容积约 50 毫升，但是因为它本身有浓缩功能，所以也会增加胆汁的储存量。通过吸收胆汁中的 90% 的水分，约可储存 500% 毫升胆汁，将大部分胆汁酸池储存其中。研究表明，胆囊黏膜逆电化学梯度吸收氯化钠是钠泵的作用，继而产生渗透压力差，吸收水分，由此使胆汁浓缩 5 ～ 20 倍。一般胆囊黏膜对于游离胆红素、游离胆汁酸和卵磷脂有很好的吸附作用，但是对胆固醇、结合胆红素和结合胆汁酸的吸收却极有限，甚至为零。

胆囊造影剂的显影功能一般是通过肝细胞分泌肝胆汁，进入胆囊后不会被吸收，浓缩后就会使胆囊在 X 线下显影，如果胆囊的浓缩功能受损、胆囊管阻塞、胆囊黏膜受损都会使胆囊不显影。一般胆囊的胆汁 PH 值比肝胆汁低。胆囊排空也需要胆囊和胆总管括约肌的互相作用。胆汁排空时胆囊平滑肌收缩，括约肌松弛。

胆囊的静水压与胆总管区的差异不大。一般在刚进食的一分钟里胆囊压力会上升到 13.9 毫米汞柱。此后几分钟内由于迷走神经的兴奋，会有约 1.5 毫升胆汁流入十二指肠，然后胆囊压力降低，胆汁流就会停止。大约在 7 分钟后，食物进入十二指肠时，胆汁流又重复出现，进入稳定状态，每分钟排出约 0.6 毫升胆汁，胆囊压力增高持续约一个半小时。第二期反应主要是食物刺激十二指肠时由小肠产生的缩胆囊肽的作用，它有收缩胆囊和舒张胆总管括约肌的作用，但是胆囊很少会被完全排空。

一般胆囊每天会分泌大约 20 毫升的乳白色碱性黏液，它的主要成分为粘蛋白，有保护和润滑胆囊黏膜的功能。如果胆囊管阻塞时，胆汁中的胆红素被吸收的同时，乳白色的碱性黏液就会增加，而当钙盐的分泌增加时，它会可在 X 线下表现为钙胆汁。胆囊还有调节胆道内压的作用，一般胆总管被阻塞大约 4 小时以内，胆道内压并不会增高，但当胆囊切除后胆总管就会发生扩张，为了适应更多的胆汁排入肠道，胆总管括约肌的作用就会减弱，胆管壁的厚度也会增加，黏液腺体也会增多。

胰腺辅助消化

胰腺是人体中一个非常不显眼的小器官，它生长在我们身体上腹部的深处。尽管胰腺很小，但它也是人体中最重要的器官之一，因为它掌管着内、外分泌功能，它的生理作用和病理变化都影响着整个人体的生命特征。

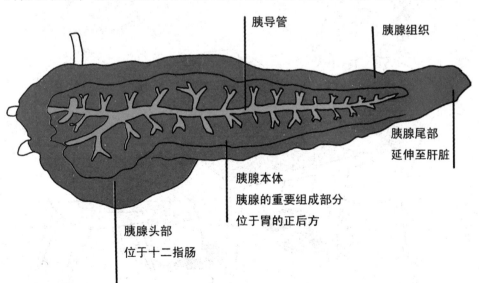

胰导管

胰腺组织

胰腺尾部
延伸至肝脏

胰腺本体
胰腺的重要组成部分
位于胃的正后方

胰腺头部
位于十二指肠

胰腺生长在腹膜之后，尽管没有它的紧邻胃、十二指肠、肝、胆等有那么高的知名度，但它所分泌的胰液中所含的消化酶在食物的消化过程中却扮演着重要的角色，特别是对脂肪的消化。在分泌方面，虽然胰腺体积细小，但含有多种功能的内分泌细胞，如分泌高糖素、胰岛素、胃泌素、胃动素等。这些细胞分泌激素除了参与消化吸收物质之外，还负责调节全身生理机能。如果这些细胞病变，所分泌的物质过剩或不足，都会出现病症。胰腺所负责的外分泌主要成分是胰液，胰液里所含的碳酸氢盐和各种消化酶可以对胃中的胃酸、消化糖、蛋白质和脂肪等物质进行中和。

一般的急性胰腺炎分水肿性胰腺炎和出血坏死性胰腺炎两类。水肿性主要是由于暴饮暴食引起的，一般会出现上腹部持续剧痛的症状，一般治疗 3 ~ 5 天就会渐渐缓解。出血坏死性病情严重，也会出现上腹痛的症状，但有时也会在还没有表现出那种症状时就进入休克状态，因呼吸衰竭而猝死。

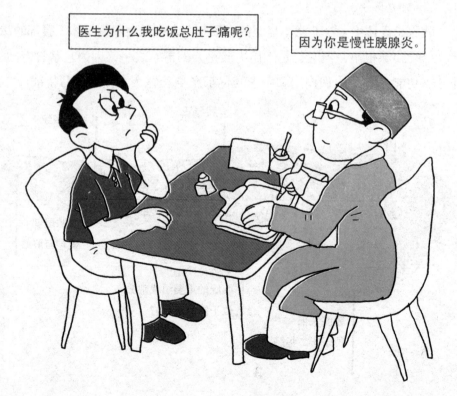

而慢性胰腺炎会有比较明显的特征，一般都会出现消瘦、脂肪泻、疼痛等症状，表现为上腹部有或轻或重的疼痛感，这种疼痛呈连续性，一般吃完饭后疼痛会加重。此外，因为胰腺属于腹膜后器官，所以还有一种疼痛的表现，就是后背痛。患了胰腺炎，通常有手术治疗及非手术治疗。其中手术治疗包括胆肠内引流术、胆结石去除术、全胰腺切除术等，而非手术治疗则包括止痛、纠正营养不良、戒酒、调节饮食、限制脂肪摄入、胰腺外分泌酶和内分泌的补给等。一般急性重症胰腺炎比慢性的胰腺炎治愈率高，但是它的治疗费用也相当得高，而且需要恢复的时间长。

> 对于急性胰尖炎患者来说，一定要注意饮食方面的问题。一般处于急性期的患者需要禁食，待症状逐渐缓解后可进食无脂蛋白流质，如米汤、菜汁、果汁、稀藕粉、稀汤面等。

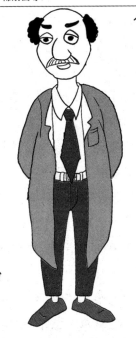

　　如果一次性的摄入大量蛋白质也可能引发严重的急性胰腺炎，而如果大量摄入蛋白质的同时又大量的饮酒，那么急性胰腺炎的病发率就会更大。短时间内摄入大量的蛋白质及脂肪类食物，就会刺激胰腺急速分泌大量的胰液，胰管一时宣泄不了这么多胰液，或者胰管本身就不太畅通，胰液就会泛滥，而酒的刺激更会加重胰液的泛滥，使其倒流入胰腺组织内。部分的胰腺会受到不可逆转的损害，严重的甚至会死亡。患了急性胰腺炎后，胰腺的内外分泌功能往往有不同程度的损害。外分泌功能损害表现为消化功能减退，特别是对脂肪和蛋白质的消化能力降低。病人胃口差、体重下降、腹胀、腹泻，往往还伴有特征性脂肪泻。这种外分泌功能的损害通常不容易恢复，因此治疗上只能采用胰酶替代疗法。而胰腺内分泌受到损害就可能会导致糖尿病，一般胰腺炎症程度会决定患者是否会患糖尿病，如果是水肿性胰腺炎，因为恢复的较快就不会引发糖尿病，但如果是急性坏死性胰腺炎，因为胰腺分泌胰岛素的功能会受到影响，也会导致糖尿病。

急性胰腺炎病人治疗出院后，即使已恢复正常饮食，也并不意味着身体已完全康复。因此，术后的恢复、调理、随访非常重要。在中国，大多数急性胰腺炎由胆道疾病引起，因此待急性胰腺炎病情稳定，病人全身情况逐渐好转后，即应积极治疗胆道结石。酒精性胰腺炎病人，首要的是禁酒，如果再饮酒，无疑是慢性自杀。暴饮暴食导致胰腺炎者，应避免重蹈覆辙。高脂血症引起的胰腺炎者，应长期服降脂药，并摄入低脂、清淡的饮食。定期随访，防止并发症。胰腺炎恢复期，炎症只是局限消退，而炎性渗出物往往需要 3 ~ 6 个月才能完全被吸收。在此期间，有一些病人可能会出现胰腺囊肿、胰瘘等并发症。如果病人发现腹部肿块不断增大，并出现腹痛、腹胀、呕血、呕吐等症状，则需及时就医。如果胰腺的外分泌功能无明显损害，可以进食以碳水化合物及蛋白质为主的食物，减少脂肪的摄入，特别是动物脂肪。如胰腺外分泌功能受损，则可在胰酶制剂的辅助下适当地加强营养。

对急性胰腺炎患者来说，一定要注意饮食方面的问题。一般处于急性期的患者需要禁食，待症状逐渐缓解后可进食无脂蛋白流质，如米汤、菜汁、果汁、稀藕粉、稀汤面等，等情况再有所好转的时候再逐渐改为低脂半流质。但是患者必须忌食油腻性、刺激性、辛辣性食物，尤其是禁烟酒。

消化系统不舒服

一般人们对于大脑、心脏、肝脏、肾脏等器官的关注往往会多于胃肠道器官，其实它的重要性并不低于心脏。对于胃肠道的重要性，大家可以通过以下的科学研究数据进行了解。人体的营养 100% 要靠胃肠道吸收。人体的毒素有 90% 是由胃肠道进入的。人们所出现的营养不良以及抵抗力差等，有 84% 是由肠道问题导致的。人体的老化，有二分之一在于大脑，另外二分之一在于肠道，而且许多食物没有的维生素，都是肠道内的有益菌群合成的。

　　能够改变人体肠道微生态的水苏糖是在天然植物中提取的双歧杆菌因子，它可以有助于消化道机能的正常工作，也可以改善人体肠胃，从而达到养胃、通便、清肠毒的功效。而且水苏糖中所含有的膳食纤维，可以预防肠癌，含有抗菌消炎物质，可以防治肠炎和腹泻的发生。营养学证明，肠胃的衰老是人体衰老及许多疾病的根源，而导致肠胃衰老的关键因素是肠内有益菌的减少、有害菌数量的增加，因此，要注意调节肠道内菌群的平衡，及时清除肠道内各种有害菌群，保持肠胃的健康状态。

　　消化系统的消化工作最先是由口腔开始的，如果吃得过太快就会使口腔的消化不充分，这样会加重食道和胃部的消化负担。所以，我们应该减缓吃饭的速度，要细嚼慢咽，这是维持健康的第一关。如果按照科学的道理，食物在口腔里要咀嚼32次才可以吞下，当然这也是不可能做到的事，但是我们还是应该尽量减缓吃饭的速度。

　　经过第一个消化关卡口腔，食物就会经过咽部和食管进入第二个消化关卡胃部。胃内消化要经分泌胃液和产生蠕动两个步骤来完成。胃液是个混合液，有盐酸、胃蛋白酶原、黏液、电解质、内因子等，其主要成分是盐酸，我们通常称为胃酸，所以胃部是个酸性环境。盐酸可激活胃蛋白酶原工作，并且可以杀死胃里的致病菌，所以，如果胃酸分泌不足就易受到细菌的感染而得胃炎。胃液分泌后就要产生胃的蠕动，这时胃壁肌肉会进行松紧有律的收缩运动，这样我们吃下的食物就会在它的工作下变成细小的食糜，其实，大家也都见过食糜的样子，也就是人在呕吐时吐出来的像

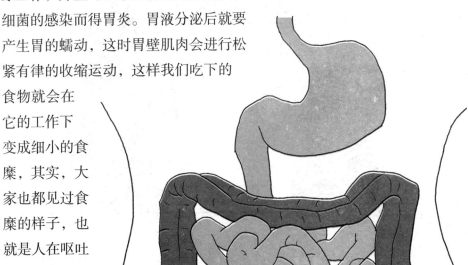

粥的东西。

胃部的工作大约会在 5 个小时的工作时间里完成，5 小时后食物就会进入小肠，当胃部空了之后，胃壁肌肉就会收缩，残余的气体就会排出去并发出"咕噜"的声响，它告诉我们现在胃已经空了，可以再次进食了，所以平时一日三餐间隔 5 个小时是最适宜的。胃壁的肌肉强烈收缩会压迫胃壁神经使我们产生饥饿感，但是如果超过半个小时还未进食这种收缩就会停止，饥饿感也就会消失，所以有很多人都会发现饿了很久之后反而又不饿了。

我们的胃是极其娇贵的器官，因为很多人因为不规律的饮食等原因，都会出现恶心、呕吐、胀气、腹胀、胃酸等各种胃病，严重的还会出现胃溃疡、胃出血、胃炎等各种胃部疾病。胃部的这些症状与疾病是如何形成的呢？

一般出现胀气、腹胀、反酸、恶心和呕吐等症状的原因是由于胃液分泌紊乱，而我们在日常生活中出现的情绪不佳、压力过大、饮食不规律等因素都会直接影响胃液的分泌。因为情绪的好坏由中枢神经的调控影响着胃液的分泌，胃液的分泌量影响食物的消化量，食物消化量的多少又影响

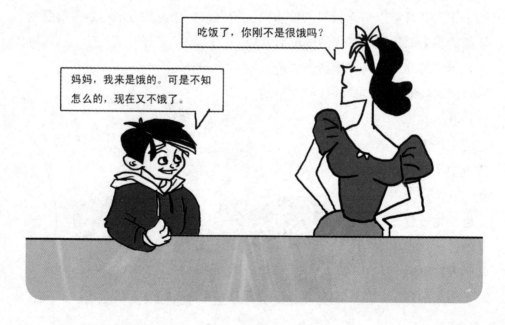

着腐败细菌产生量的多少。如果你长期处于超负荷的工作压力中，肾上腺会分泌过量的皮质醇。皮质醇的过量分泌，使得胃酸分泌过多，如果你生活中咖啡喝得太多，酒喝得太多，药吃得太多，都会刺激胃液的分泌，伤害胃粘膜。这些因素都会使我们出现胀气、腹胀、反酸、恶心和呕吐的症状。饮食的不规律更会破坏胃的正常工作机能，使胃酸的分泌和胃的工作效率都会受到影响。所以大家要注意自己的生活方式以及饮食习惯等就可以避免胃病的发生。

但是胃酸的分泌也是需要适量而止的，分泌的过多或者过少都会影响肠胃的正常工作。如果胃液分泌不足，不仅食物不能被及时的消化，许多未消化的食物就会滋生腐败细菌，细菌对食物引起发酵，会引起胀气、腹胀、恶心和呕吐。而且细菌也不能被有效地杀死，胃部就易受到细菌的感染，而引起胃炎，如幽门螺旋杆菌。如果胃液分泌过多，过多的胃液刺激胃壁，就会产生自下向上的逆蠕动，而导致反酸、恶心、呕吐。而且胃酸分泌过多，还会使我们的胃粘膜遭到破坏，胃酸就会腐蚀胃壁，出现胃溃疡。胃溃疡再发展下去就会出现胃出血，胃出血之后还可能发展为胃穿孔，胃穿孔又可能会造成腹膜炎。

小肠在我们的消化系统中扮演着极为重要的角色，我们可以不要大肠，甚至整个胃，但是不能不要小肠，因为小肠是食物中营养物质消化吸收的主

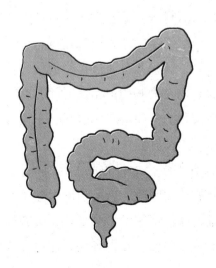
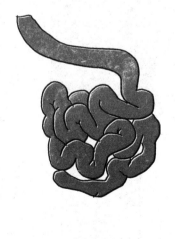

要场所，它在生理上比胃和大肠要重要得多。营养物质进入小肠后要长时间的慢慢吸收，所以小肠会来回盘旋的很长，这对于食物的充分吸收是非常有利的。因为一般人体营养的吸收都要通过小肠，所以小肠的营养会很丰富，不会出现什么大的毛病。

大肠的主要功能就是保留水分，贮存粪便。一般经过消化的食物都会从小肠进入大肠并在此停留 24 小时，在这期间，大肠便会充分地吸收水分，大肠吸收多余的水分后那些物质会变成粪便排出体外，如果食物停留在大肠的时间多于 24 小时，就会发生便秘。如果发生便秘，毒素就会被身体的其他部位吸走，可能会导致脸上生痘痘、生斑、嘴巴有异味等。

便秘的发生主要是因为粪便在大肠内积存的时间过长，大部分的水分被吸收，所以粪便变得干硬，而不易排出。大便为什么不能及时排出呢？

为什么肝脏生病了，我根本没有感觉到痛呢？

原因有两个，其一是因为肠壁肌肉收缩没有力量，肠蠕动很慢，粪便推不出来，整个消化过程就比别人慢。其二是大便的体积太细太小，使其不易接触到肠壁神经，神经感觉不到便感，就会延长粪便在体内的时间，造成便秘。时间长了，还易形成痔疮。为了防止这种原因产生的便秘，大家可以多吃些含有一定的纤维素食物。因为纤维素会膨胀，可以占据整个肠道，触及到肠壁，肠壁就会通过神经把信号传到大脑，减少废物在大肠内停留的时间，防止便秘。粪便在大肠内停留的时间过长，不仅会发生便秘，还易患大肠癌。

腹泻的原因有很多，如果胃肠的蠕动太快，食物还没有充分的消化吸收，就会连同大量的水分以及营养素流失掉。情绪的激烈变化，腹部的着凉，食物的刺激等都会导致胃肠蠕动加快。情绪不稳定，出现疼痛、忧愁、恐惧、愤怒、悲伤时，胃壁肌肉也会强烈地收缩，使得胃蠕动加快。腹部受凉，胃肠蠕动就要加快。就像人体受到过度的寒冷就会发抖一样。有些人对食物过敏，特别是蛋白质比较丰富的鱼、蟹、牛奶等食物，这些对于它们来说具有刺激性的食物都会引起胃肠蠕动的加快。肠结核菌、肠寄生虫等引起的细菌感染都会引起腹泻。而如果盐酸摄取不足，就会引起整个消化系统黏膜的变化，从而导致腹泻。如果肠内有益菌数量少于有害菌，形成的菌群失衡也会导致腹泻。

肝脏是人体的化工厂，人体内的营养素合成、能量贮存、毒素分解、激素分泌、病毒防御、胆汁制造等环节都是在肝脏中完成的。如果做肝功能检测后，发现谷丙转氨酶升高，就说明要注意休息了。因为谷丙转氨酶升高就意味着大量的肝细胞已经坏死，肝功能就会下降。一般肝病患者的脸色都不好看，腿酸沉等都是因为毒素无法排出，而没有食欲是因为胆汁不足。肝脏的不健康多是由于饮食习惯和生活方式不良，工作压力超负荷，生态环境严重污染。对于肝脏威胁最大的两个事情就是酗酒和睡眠不足，因为一般肝脏分解半斤白酒就需要大概一天的时间，而睡眠不足会使肝脏的血液流通不畅。

因为肝脏没有神经，所以当肝脏生病时，一般症状较轻的时候患者根本就感觉不到疼痛，等感觉到肝疼痛的时候，一般都是严重的肝硬化或肝癌了。而且肝脏平常只用它的 1/5 或更少的部分工作，因此，当肝脏大面积的受损时人们也许仍不会察觉。我们都知道，肝脏是第一个收到营养物质的器官，因为血液流过胃肠后，最先到达的就是肝脏。同理肝脏也会第一个接触到毒素、酒精及有害的细菌等，所以说肝脏也是极需要营养物质来保护的器官。

对于乙肝患者、肝病愈合者和爱喝酒者来说，保肝是最重要的，也就是注意修补肝细胞，再生肝细胞。只要保肝工作做得很到位，肝的生化功能是可以恢复的。因为在人体的各类器官中，肝脏的再生能力是最强的。一般即使肝脏被切除二分之一以上，只要注重加强饮食和营养的改善，肝脏的生长率就会达到三分之二以上。

呼吸是生命之本

呼吸主要是指有生命特征的机体与外界的有氧环境之间所进行的气体交换过程。一般人的呼吸过程被划分为三个相互联系的环节，即外呼吸、内呼吸以及气体在血液中的运输。其中，内呼吸指组织细胞与血液之间进行的气体交换，而外呼吸是通过肺通气和肺换气与外界进行的气体交换。

一般的正常成人在安静时每次吸入和呼出的气体量大约在500毫升，称为潮气量。当人用最大的力吸气，然后再用最大的力呼气，这时呼出的气体量被称为肺活量。正常成人男子肺活量约3500～4000毫升，女子约2500～3500毫升。肺活量的大小可以指示一个人潜在的呼吸能力的大小，甚至可以反映一个人的呼吸功能和健康状况。呼吸系统是由鼻腔和喉咙中的通气管，两个肺，以及一条连接喉咙与肺部的长长的气管组成的。气管的底端分成了两条支气管，每条支气管都与其中的一个肺相连。支气管又可分出更小的支气管，分到最后有终末细支气管，它的末端细小的充满空气的小包就是肺泡。呼吸频率就是指每分钟呼吸的次数，但是要注意的是一次吸气和一次呼气总起来才是一次呼吸。

人体在新陈代谢过程中气体交换的地方有两处，一处是外界与呼吸器官进行的气体交换，有肺呼吸或腮呼吸等。另一处由血液与组织细胞之间进行的气体交换。呼吸器官的共同特点是壁薄，面积大，湿润，有丰富的毛细血管分布。进入呼吸器官的血管含的是少氧血，离开呼吸器官的血管含的是多氧血。低等水生动物无特殊呼吸器官，依靠水中气体的扩散和渗透进行气体交换，较高等的水生动物的主要呼吸器官是体内的腮。陆生的无

人是随时随地都在呼吸的。

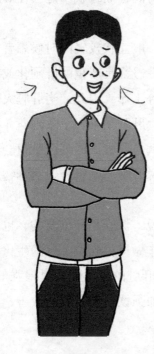

脊椎动物主要气体交换器官是气管或者肺，但是陆生的有脊椎动物的气体交换器官只有肺。

肺是身体内部一个容积大而且潮湿的呼吸表面的腔，会受到体壁的保护。哺乳类的呼吸系统不仅有肺还有一套通气结构即呼吸道。机体与外界环境之间的气体交换过程，称为呼吸。通过呼吸，机体从大气摄取新陈代谢所需要的氧，排出所产生的二氧化碳，因此，呼吸对于机体新陈代谢和其他功能活动都非常的重要，呼吸的停止，意味着生命的结束。

其实呼吸的过程不仅要依靠呼吸系统，还需要血液循环系统的配合才能完成，它们的协调配合与机体代谢水平的适应又都受神经和体液因素的调节。在吸气时，膈肌收缩，膈顶部下降，使胸廓的上下径也增大。呼气时，正好相反，膈肌舒张，膈顶部回升，胸廓的上下径缩小。在所有呼吸系统疾病的治疗中，营养治疗是重要的治疗部分。营养不良可减弱呼吸肌强度，改变通气能力及损害免疫功能，引起肺功能的下降；当营养状况得到一定的改善，受损的肺功能也会得到一定的恢复，有时肠内的营养比静脉还要有用。

人体上呼吸道的鼻和鼻咽腔一般都相对短小，鼻道狭窄，鼻黏膜柔软，富有血管及淋巴管，轻度鼻炎即可发生鼻塞，使吸吮和呼吸发生困难。新生儿副鼻窦未发育，故不患鼻窦炎。耳咽管宽，直且短，呈水平位，其鼻腔开口处低，如果得感冒时就易并发中耳炎。轻微炎症可导致咽喉肿胀，而发生呼吸紊

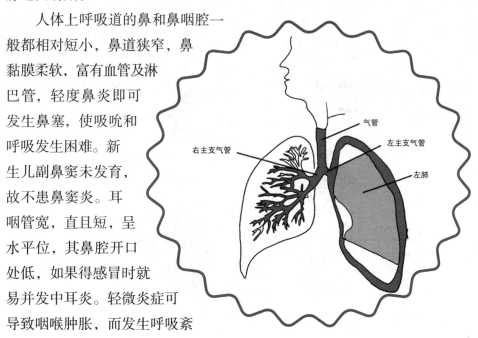

右主支气管　气管　左主支气管　左肺

乱。人体下呼吸道口径狭窄的气管长约 4 厘米，右支气管较直，似气管的延续，故异物多落于右支气管内。支气管的口径都很狭窄，如果支气管的壁弹力纤维发育不够成熟就容易发生闭合，从而使相应的肺泡发生肺不张。肺不张会减少换气，但仍有血流通过，血液未经气体交换，又回到血循环，造成肺内短路，易发生缺氧。因此，在正压呼吸时，使肺泡张开效果较好。气管内黏膜柔软，易发生急性的炎症反应。由于初生儿的肺泡发育不成熟，数量较少，易被堵塞，所以初生儿极易发生肺不张、肺气肿等肺部疾病。

因为新生儿的肋间肌相当得薄弱，所以他们的呼吸一般都是依靠膈肌的升降来完成。若胸廓软弱随吸气而凹陷，通气效能机会降低，极容易引起婴幼儿窒息。新生儿日龄越小，呼吸越浅表，每次呼吸的绝对量小，但代谢旺盛对氧的需要量大。故以呼吸的频数来代偿呼吸浅表性，日龄越小，呼吸次数越多，每分钟平均约 40～44 次。由于呼吸中枢机能发育不全，呼吸运动的调节机能极不完善，所以呼吸的节律不整，不均匀，深浅呼吸相交替，甚至呼吸暂停，不过一般呼吸暂停 20 秒以内，如果紫绀及心率没有减慢，就可以自然恢复正常。新生儿对低氧的耐受性较强，窒息 10

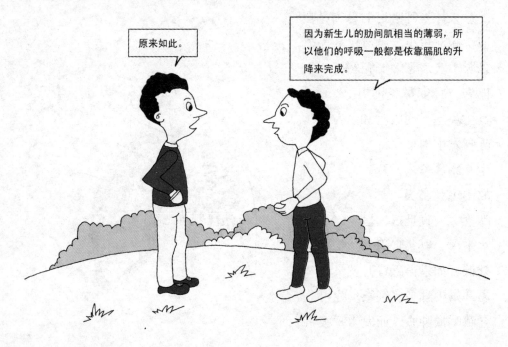

原来如此。

因为新生儿的肋间肌相当的薄弱，所以他们的呼吸一般都是依靠膈肌的升降来完成。

分钟以上仍能复生。他们窒息时能在肺泡以外与空气做气体交换，也就是说胃、皮肤、支气管等都能吸收到少量的氧，所以如果新生儿窒息可以在氧气充足的地方进行治疗。

气体交换气——肺

由左右两个大的肺叶组成的肺是进行气体交换的器官，位于胸的中间位置，左右各有一个，上接喉咙，因为是人体脏腑中位置最高的一个，所以肺被称为是"五脏之华盖"。因肺叶比较娇嫩，所以不耐寒热，极易被邪侵，所以又称"娇脏"。肺在五行中与金相对应，肺与大肠相为表里，因为手太阴肺经与手阳明大肠经相互通络。

因为肺部在呼吸器官中扮演着重要的角色，所以我们一定要注意加强对肺的保护，尽量不要吸烟，因为烟中的尼古丁对肺有严重的破坏作用，平时注意多呼吸新鲜的空气，以清新肺。肺上端的钝圆部分叫作肺尖，向上经胸廓上口突入颈根部，底位于膈上面，对向肋和肋间隙的面叫肋面，朝向纵隔的面叫内侧面，该面中央的支气管、血管、淋巴管和神经出入处叫肺门，这些出入肺门的结构，被结缔组织包裹在一起叫肺根。左肺被斜裂分为二个上、下的肺叶，而右肺除之斜裂外又被水平裂分为三个肺叶。

肺是由多个支气管分支而形成的支气管树构成的。肺叶是由左、右支气管在肺门分成的第二级支气管及其分支所辖的范围构成的，肺段是由第二级支气

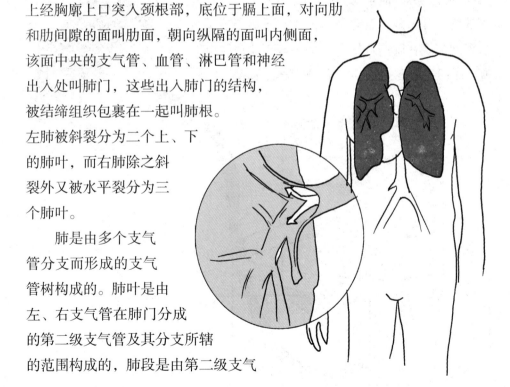

管分出的第三级支气管及其分支所辖的范围构成的，支气管在肺内反复分支可达 23 ～ 25 级，最后形成肺泡。支气管各级分支之间以及肺泡之间都由结缔组织性的间质所填充，血管、淋巴管、神经等随支气管的分支分布在结缔组织内。肺泡之间的间质内含有丰富的毛细血管网，毛细血管膜与肺泡共同组成呼吸膜，血液和肺泡内气体进行交换必须通过呼吸膜才能进行，呼吸膜面积较大，不过一般安静的状态下只动用其中大约三分之二的面积就可以用于气体交换，因此，在因疾病等原因导致的呼吸膜病变面积不超过三分之二之前，呼气就不会出现明显的障碍。

一般法医在鉴定胎儿死亡时间时，会利用一个这样的原理，即胎儿降生前，肺功能没有开启，构造致密，所以入水则下沉，但是当胎儿降生后开始呼吸，肺泡内就会充满空气，所以可以浮于水中。

肺有两套血管系统，其中一套是肺的机能性血管，它们是循环于心肺之间的肺动脉和肺静脉。肺动脉从右心室发出伴支气管入肺，随支气管反复分支，最后形成毛细血管网包绕在肺泡周围，之后逐渐汇集成肺静脉，流回左心房。而另一套是营养性血管，

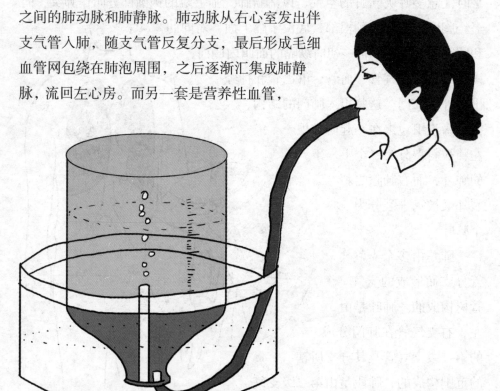

也就是支气管的动脉和支气管的静脉，这些血管随着支气管分支的分布而分布，负责营养肺内的主要零件。

关于肺有很多的专业名词，现在让我们认识一下它们到底都是什么。肺容量是指肺容纳的气体量；潮气量是指平静呼吸时，每次吸入或呼出的气体量；补吸气量是指平静吸气末，再用力吸出的最大气体量；余气量是指最大呼气后，肺内残留的气体量；肺总容量是指肺所能容纳的最大气体量，即余气量、最大吸气量、最大呼气量和潮气量四者之合。我们最常听到的肺活量是指，在经过最大吸气之后，再做最大的呼气，所产生的气体量，它包括潮气量、补吸气量和补呼气量，但是肺活量并不是肺的总容量，它主要是用"肺总容量"减去"肺残容量"之后所得出来的差。

时间肺活量可以很好地测量通气功能的好坏，因为它不仅可以反映肺活量容量的大小，而且可以反映所遇阻力的变化。可以作为动态指标的它主要是指最大吸气后以最快的速度呼出的最大气量。每分通气量是指安静时每分钟进肺或出肺的气体总量。即每分通气量 = 潮气量 × 呼吸频率。每分最大通气量是指以最快的速度和尽可能深的幅度进行呼吸时，所测得的每分钟通气量，一般测定时只测15秒，然后把测得值乘4即可。每分钟最大通气量，可以指示出人所能从事运动量的大小，因为它是呼吸器官在单位时间内发挥最大潜力后所达到的通气量。

所谓的解剖无效腔主要是指鼻、咽、喉、气管、支气管等这些没有气体交换机能的器

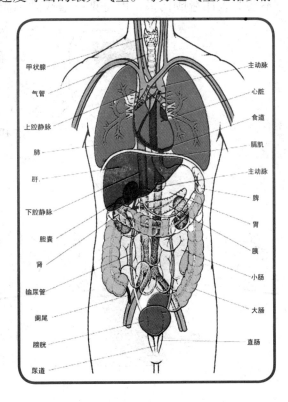

甲状腺
气管
上腔静脉
肺
肝
下腔静脉
胆囊
肾
输尿管
阑尾
膀胱
尿道

主动脉
心脏
食道
膈肌
主动脉
脾
胃
胰
小肠
大肠
直肠

官。而肺泡无效腔主要是指进入肺的气体因血液在肺内分布不均等原因，而不能全部与血液进行气体交换的肺泡腔。这两种无效腔被合称为生理无效腔。

呼吸系统要健康

很多人都会对呼吸系统给予很特别的关注，因为由呼吸系统而引发的各类疾病正在逐年的增多，人们所出现的疾病小到感冒发烧，大到肺炎、肺癌等都是由于呼吸系统出现了问题而引发的。

我们的老祖先认为人体的心、肝、脾、肺、肾五大脏器与自然界的金、木、水、火、土五大元素是相互对应的。其中金对应的是呼吸系统肺，应该多吃白色和微辣的食物，如大蒜、白萝卜、梨、葱等食物，老祖宗留下来的经验告诉我们吃萝卜可以理气，吃梨可以止咳等，但是我们需要注意的是某些单一的营养素不可吃，因为它既有好也有害，比如，单吃玉米并不会对人体造成伤害，但是把它酿成酒和酒糟吃了就会伤害身体，而且两者吃多了都会有致命的伤害。过量摄入单一的蛋白质就会造成钙的流失，代谢生成的尿酸会损伤肝肾。过量摄入单一的维生素 C 会造成铁和铜的流失。所以，大家在平时的饮食方面要多加注意。

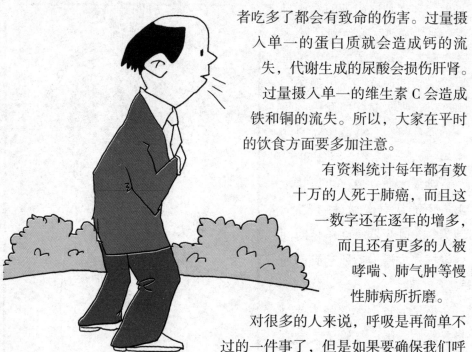

有资料统计每年都有数十万的人死于肺癌，而且这一数字还在逐年的增多，而且还有更多的人被哮喘、肺气肿等慢性肺病所折磨。

对很多的人来说，呼吸是再简单不过的一件事了，但是如果要确保我们呼吸顺畅，就必须要求呼吸系统的各个零件都同步协调运作。呼吸系统主要由气管、支气管及肺组成，与其他器官形成一个保护屏障，保护人体使其不受外界病菌的干扰，例如，鼻道的弧度使气流弯曲而阻止入侵物进入呼吸道。鼻腔的黏膜可捕捉并驱除呼吸系统中的病原菌，这些黏膜含有一种具有杀菌功能的溶解酵素，称为溶菌酶，能够溶解细菌的细胞壁，然后将它们歼灭殆尽。如果入侵物侥幸逃脱，呼吸系统就会由类似发状结构的纤毛将它们扫出体外，使人体得到另一层的保护。如果顽强的病菌进入到肺部，肺部的免疫机制会向它发出更大的挑战。

那些顽固的细菌最终要面临的是肺泡巨噬细胞，这些细胞是呼吸系统中最强大的免疫军队。它们驻扎人体的肺部，不仅可以自由移动，还会吞噬并摧毁外来的入侵物。肺泡巨噬细胞也能够释放化学物质召唤嗜中性白血球前来相助，进一步提升免疫反应。但是我们不能因此而对它的健康状况忽视，尽管呼吸系统会启动自我保护机制，来保护人体不受外界细菌的侵扰，但是不但保护机制出现漏洞就会造成呼吸系统感染，而且受感染的程度可大可小，可能是轻微的小感冒，也可能是致命的流行性感冒。

呼吸系统疾病中的哮喘病，使全球大约 3 亿多人受着常人无法想象的痛苦，引起哮喘的原因之一是因为免疫系统的过度反应，例如，对花粉、动物毛发、空气中的污染物如烟雾、尘埃等产生过敏反应，或是因为激烈运动、气候寒冷、气候转变过快等情况而产生了呼吸问题。当然人体的呼吸器官出现气

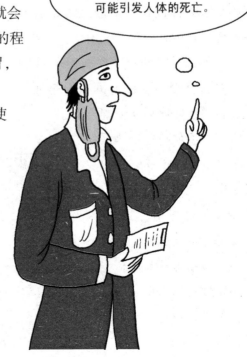

肺炎与流行性感冒都有可能引发人体的死亡。

管发炎、变窄等病变时，就会造成呼吸困难的哮喘病。

慢性阻塞性肺部疾病的死亡上升率，使它的名字在人类疾病死亡榜上的地位不断地蹿升。慢性阻塞性肺部疾病包括慢性支气管炎及肺气肿等疾病，这些症状阻碍人体所吸入空气的流动，进而影响呼吸。吸烟、空气污染、二手烟、呼吸系统感染病、遗传因素等都是造成慢性阻塞性肺部疾病的原因，其中，以吸烟的引发率为最高。

流行性感冒，顾名思义它是一种高传染性的疾病，主要是由呼吸道滤过性病毒感染而致。流行性感冒所引起的症状包括发烧、发冷、食欲不振、头痛、背痛、四肢疼痛等。其中如果免疫力较弱的人不仅容易患上流行性感冒，而且会容易产生并发症，因为如果细菌感染就会引发肺炎，所以对于流行性感冒这样看似的小病也不可小觑。

肺炎与流行性感冒都有可能引发人体的死亡。其中主要由病毒、细菌以及支原体所引起，肺炎可分为感染性肺炎与肺部发炎两种。最常见的肺炎链球菌可引发抽筋般颤动、牙齿打战、胸部疼痛、发汗以及咳出带色的黏液等慢性或急性肺炎的症状。

人体长时间的不进食物和水都可以坚持几天甚至更长的时间，但是如果几分钟没有呼吸就会窒息身亡。所以我们要保持好呼吸系统的健康，以确保每天的呼吸顺畅无阻。营养免疫学研究表示，呼吸系统的健康可以通过摄取优良的植物性食物来增强。例如，灵芝对治疗肺部疾病具有

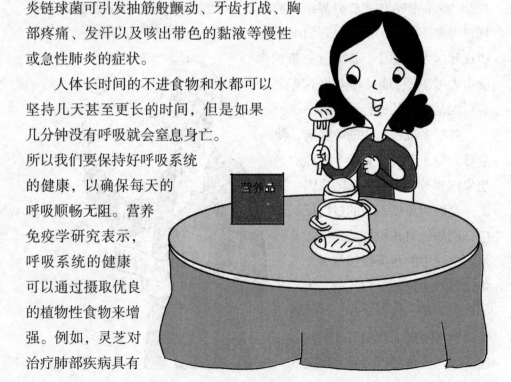

营养品

极好的疗效，尤其是哮喘以及其他呼吸问题。此外，甘草有消炎、对抗滤过性病毒、增强免疫力、缓解咳嗽、止喉痛等功效。

尽管医学界迄今对于许多呼吸系统疾病都没有更好的治疗方法，但是我们的免疫系统却能有效地预防疾病。所以我们应该注意增强营养方面的均衡，因为这样可以更好地对免疫系统以及呼吸系统功能进行保护，才能使它们对空气污染、病毒以及其他过敏反应所产生的侵害有更好的抵御功能。此外，因为鼻腔里依附着很多细菌、灰尘、污垢和杂质，所以也要注意对鼻腔的清洁，使它的过滤和清洁功能不受影响。还要注意避免吸烟，减少肺部的病菌感染，定时运动，增加肺活量，减少呼吸道疾病的发生。

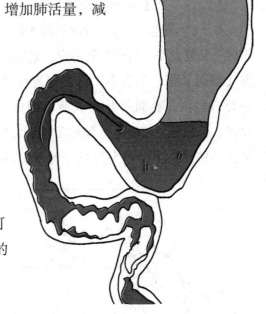

胃部分泌腐蚀剂

胃部分泌腐蚀剂，你知道吗？你的肚子里藏有一种任何机场安检人员都无法没收的有害液体。胃细胞会分泌盐酸——工业上常用于擦洗金属的一种腐蚀性化学物，但是胃壁上的黏膜可以保持这种"毒液"在消化系统的安全，并依靠它来消化食物。

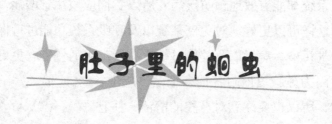

肚子里的蛔虫

一、肚子里有蛔虫的症状

1.（1）消化道症状：食欲不振和腹痛。腹痛多位于上腹部或脐周，痛无定时，反复发作，持续时间不定，常可自行缓解。痛时喜揉按腹部，无压痛亦无腹肌紧张。个别小儿可表现为有异嗜癖或偏食。易发生恶心、呕吐、便秘或轻泻。有时可吐出或便出蛔虫；（2）精神症状：精神不宁、磨牙、易惊、易怒等。过敏可引起血管神经性水肿、顽固性荨麻疹等。个别严重感染在某些诱因下，可突然发生惊厥、昏迷；（3）营养障碍：贫血、营养不

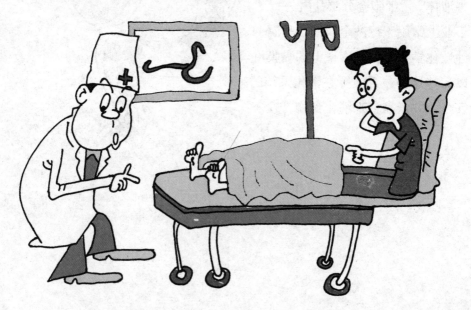

良，甚至生长发育迟缓。

2. 蛔虫幼虫引起的症状：（1）过敏症状；（2）蛔蚴性肺炎。

3. 并发症：当蛔虫过多，寄生环境发生改变或驱虫药量不足时，可激惹蛔虫骚动及乱窜，而产生各种并发症，如蛔虫性肠梗阻；胆道蛔虫病。

根据临床症状，近期有吐虫、排虫史或大便检查有蛔虫卵，均可确诊。

二、治疗

1. 驱虫治疗

噻嘧啶：广谱驱线虫药。成人 500mg，顿服。儿童每次 10mg/kg，顿服。孕妇、肝、肾、心脏疾病患者暂缓给药。

苯咪唑类：是广谱驱线虫药。阿苯达唑 400mg，顿服。甲苯咪唑为 C 型晶体微粒剂，500mg 顿服。2 ~ 4 日可排除蛔虫。疗效均达 90% 以上，一般无副作用。

哌嗪：有抗胆碱能作用，使虫体肌肉麻痹。成人 3g，儿童每次 80 ~ 100mg/kg，空腹或晚上 1 次顿服，连服 2 日。肝、肾疾病及癫痫患者禁服。一次治愈率 70% ~ 80%。

左旋咪唑：成人 150 ~ 200mg，顿服。偶引起中毒性脑病，应慎用。

2. 胆道蛔虫病治疗

原则为解痉止痛，早期驱虫抗感染。阿托品 0.5mg 加异丙嗪 25mg，静滴或肌注。蛔虫大多从胆道退出，驱虫可用甲苯达唑或阿苯咪唑口服，发热者适当应用抗感染药物。ERCP 有诊断及取虫效果。并发急性化脓性肝脓肿、胆管炎、出血坏死性胰腺炎者需外科治疗。

3. 蛔虫性肠梗阻

应禁食，胃肠减压，解痉止痛，补液，纠正失水及酸中毒，服花生油及豆油 60ml，有松解蛔虫团的作用。在缓解腹痛之后可以驱虫，并发肠穿孔、坏死、腹膜炎及完全性肠梗阻者应及时手术。

三、预防

1. 注意饮食卫生，不吃不洁的生冷食物，生食的瓜果蔬菜一定要洗净后才能食用。

2. 养成良好的卫生习惯，不可随地大便。蛔虫病的传播途径为蛔虫排出的虫卵随大便排出体外，继而污染周围环境，又可污染瓜果蔬菜等，一旦吞食，即可感染。要做到饭前便后洗手，勤剪指甲；儿童不要吮吸手指。

蛔虫病是吞食蛔虫蚴卵后感染的一种最常见的肠道寄生虫病。其临床表现有皮肤瘙痒、发热、咳嗽、脐周或上腹部阵发性疼痛、睡眠时磨牙、时有呕吐或腹泻、面部有色素变浅的环状虫斑等。蛔虫又具有攻窜的特性，可到处乱窜而导致多种并发症，如胆道蛔虫症等。

一条成熟的雌性蛔虫寄生在人体的小肠中，每天能产卵达二十万个之多。但这些虫卵并不能在人体内发育成熟，必须随粪便排出体外，在体外发育成熟。蛔虫卵对外界环境的抵抗力很强，在泥土中它甚至能生存 3～5 年。当人们喝了生水，吃了含有被虫卵污染的蔬菜以后，便可能吞下活的蛔虫卵。这种发育成熟的蛔虫卵，到人体小肠中脱壳而出，逐步发育成为一条条蛔虫。蛔虫在人体内寄生，它的寿命为一年左右。

蛔虫病在中国流行相当广泛，儿童多于成人，农村比城市要高，其感染率可达 85% 以上。

有人误认为人体内应该有蛔虫寄生，把它称为"消食虫"，似乎有蛔虫寄生，才能有助于消化。事实上，蛔虫寄生，对人体有许多危害：

1. 蛔虫的幼虫从卵中脱壳而出，侵入肠黏膜血管进入门静脉，经肝脏、心脏至肺泡，再由气管到喉头，被重新吞下至小肠中，才正式发育成为一条成虫。在这个过程中，如有大量蛔虫的幼虫经过肺部，可以引起病人咳嗽、发热、肺部透视有阴影，称为过敏性肺炎。蛔虫的幼虫如果误入歧途，进入脑部，可能引起癫痫；进入眼部，可能引起失明。

2. 蛔虫寄生在人体会引起病人营养不良，尤其在大量寄生时更为明显。病人食欲不振、面黄肌瘦，并常失眠，儿童夜间睡眠多梦，并常磨牙。

3. 蛔虫有钻孔的习性。当服用驱虫药时，或有腹泻及发热时，蛔虫可以钻入胆道，引起胆道蛔虫症。蛔虫成团可能引起肠梗阻等。

蛔虫寄生给人体造成许多危害，所以对蛔虫病千万不可等闲视之。诊断蛔虫病，只要化验粪便，如果在其中发现有蛔虫卵，便可以确诊为蛔虫病。

治疗蛔虫病的药物很多，近年来又有许多新药，疗效很高，而副作用很少，如四咪唑等、左旋咪唑、甲苯咪唑，患蛔虫病的人，可以在医生指导下服用这类药物治疗。有人服药后虽然驱出很多蛔虫，但仍然不能根治，因此重点在于预防蛔虫的再感染，它的关键是把好饮食卫生关。不喝生水，蔬菜要洗净煮熟，瓜果要洗净去皮，饭前便后要洗手。勤剪指甲也很重要，因为指甲下面的污垢中常含有许多蛔虫卵。

驱除蛔虫二法

1. 食醋 2 汤匙，6 小时服 1 次，连服 2 日，可驱蛔虫。

2. 取石榴树皮 15 克，洗净入锅，加水 500 克，煎浓汁约半碗，清晨空腹服用，除蛔虫有特效。

蛔虫是如何进入人体的

蛔虫病是獐最觉的寄生虫病，农村患病率比城市高。蛔虫孵被人吞食后，大部分被胃酸杀死，部分进入小肠，在人体内发育成成虫，产卵。雌蛔虫体内有大量虫卵，每条雌蛔虫约含虫卵 2000 万个以上，通过人的大便每天约 20 万个。虫卵随着粪便广泛分布在土壤、厕所和烘坑中，通过尘土飞扬、施肥及蟑螂、苍蝇、鸡、狗、猪等的携带使蛔虫散布在食物、蔬菜、水及生活环境中。蛔虫在壤内可以生存 1～2 年，甚至更长。

蛔虫到人体主要通过以下几个途径：

1. 食物感染主要是吃附有虫卵的水果、生菜，或食入被带有蛔虫卵的尘土和苍蝇污染的食物。

2. 经手感染小儿生性好动，对一些新鲜的喜欢东摸摸、西抓抓，同时又喜欢在地玩耍，蛔虫卵很容易沾在手上和指甲盖内，而且小儿又不易做到饭前便后洗手，有些婴幼儿还喜欢吮手指，因此蛔虫卵很容易被带进口中，得蛔虫病的机会要比成人多。

3. 饮水感染一些农村饮用池塘水或浇水，容易遭到虫孵的污染。有些农村的孩子有喝生水的习惯，因而这也是一条主要的感染途径。

4. 呼吸道感染尘土中的蛔虫卵可被吸入呼吸道，然后再被吞入消化道感染人体，国外有人调查发现3.2%的小儿鼻内有蛔虫卵。

蛔虫对人体危害

蛔虫的可怕之处在含有幼虫的蛔虫卵被吞入人体后并不是直接在肠道内生长发育，而是由虫卵变成幼虫后，通过人的血循环，经过心、肺等重要器官再回到肠道发育成成虫。蛔虫在人体内的漫游和发育会造成严重的危害。

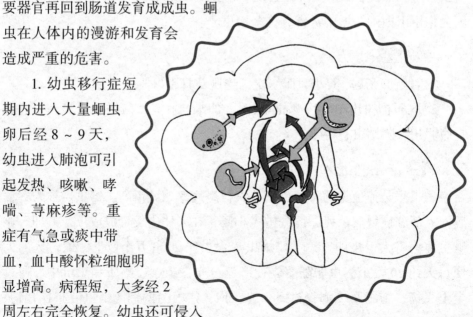

1. 幼虫移行症短期内进入大量蛔虫卵后经 8～9 天，幼虫进入肺泡可引起发热、咳嗽、哮喘、荨麻疹等。重症有气急或痰中带血，血中酸怀粒细胞明显增高。病程短，大多经 2 周左右完全恢复。幼虫还可侵入肝、眼、脑等器官，引起相应器官的损害，如眼睑浮肿、肝大、癫痫等。

2. 成虫引起的症状轻度感染者无明显症状，严惩者引起消瘦、多食、异食癖、营养不良、发育障碍等。常伴有脐周或腹上部阵发性疼痛，可自行缓解，与饮食无关。

3. 胆道蛔虫症蛔虫有喜欢钻孔的特性，当受到湿度、药物或其他因素刺激时会乱钻一通。若钻入胆道，刺激胆总管括约肌产生强烈痉挛，出现剧烈的右上腹疼痛，常伴呕吐，有时吐出蛔虫。体检仅在右上腹，有轻度压痛，腹部体征剧烈腹痛不一致为本病的特征。当蛔虫自行退出后，腹痛即缓解。

4. 蛔虫性肠梗阴发病仅次于胆道蛔虫症。由于蛔虫成团阻塞肠腔，或蛔虫毒素刺激引起肠壁痉挛所造成。表现为剧烈腹痛、伴呕吐，往往吐出胆汁或蛔虫。腹胀明显，腹部有条索感或可摸到包块。如果治疗不及时，可因肠壁血液循环的阻断而发生肠穿孔，肠坏死；继发腹膜炎。因呕吐严重可出现电解质紊乱。

5. 其他蛔虫还可钻入肝脏或阑尾，导致蛔虫性"肝脓肿"或阑尾炎。昏迷的病人，蛔虫会从喉部钻入气管，引起窒息。蛔虫病的诊断主要根据大便中找到虫卵或大便中排出成虫为根据。至于面部的白斑指甲内的白点、晚上磨牙等都不能作为诊断蛔虫病的依据。

治疗蛔虫病有什么诀窍

常听一些家长反映，小儿打虫药也服过了，但不见蛔虫打出，到底应该如何治疗蛔虫病呢？

合理选择药物

1. 甲苯咪唑为广谱驱虫药，目前，常用的驱虫药的主要成分就是甲苯咪唑，服用时不必空腹和忌油。

2. 枸橼酸哌哔嗪，它的作用是麻痹蛔虫肌肉，使蛔虫失去活动能力，最后随粪便排出体外。每日每公斤体重 0.15 克，睡前一次服，连服 2 天。

判断肠内蛔虫是否全部排出，服药 7 ~ 10 天后再次查大便，若未找到

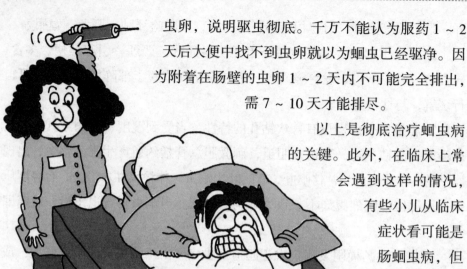

虫卵，说明驱虫彻底。千万不能认为服药 1 ~ 2 天后大便中找不到虫卵就以为蛔虫已经驱净。因为附着在肠壁的虫卵 1 ~ 2 天内不可能完全排出，需 7 ~ 10 天才能排尽。

以上是彻底治疗蛔虫病的关键。此外，在临床上常会遇到这样的情况，有些小儿从临床症状看可能是肠蛔虫病，但大便化验却找不到虫卵，这是为什么呢? 我们说，大便化验只是在一份大便标本中挑取绿豆大小的一块进行涂片检查，找不到虫卵不能完全排除蛔虫病的可能，若能用大便沉淀浓缩找虫卵，则可大大提高阳性率。

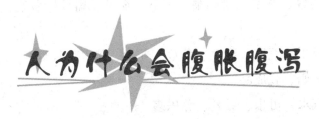

通常来说，正常人的肠道内每天大约发生 7 ~ 10 公升的气体，这些肠气大部分会被人体重新接收，只有少部分会从体内排出，以放屁或打嗝的方式，这样的方式每天大约进行 10 ~ 18 次。假如肠道内生成的气体过多或通道受阻，没有排气或排气的次数太多，就会形成异常的肚子胀气。

日本医学博士庄淑旗以为，胀气不仅仅是让人难受，更是万病之因。气体滞留在体内，会障碍各类体液的轮回，使内脏生机受损，形成各部位的萎靡与酸痛，进而招致免疫力下降，激发各类疾病。

是谁把气放进了肚子

肚子里有"气"，无非是两个起因，一个是由嘴巴吞下去的，一个是大肠制造的。吃进空气：大肠中的气体约 90% 经口吞入，当咽口水、你边吃饭边措辞、吃食物速度太快时、嚼口喷鼻糖或鼻子过敏、患有鼻炎的人，盲目地用嘴呼吸时，空气就顺嘴溜了进去。空气的首要成分为氧和氮，氧气到小肠会被接收，氮气则跑到大肠成为胀气的首要成分。

肠道自造空气

某些食物属于产气食物，以萝卜举例，惯例以为它是通气食物，的确，在身体安康、肠道顺畅的状况下，萝卜在体内发生的气体可以很快排出去，但假如此时体内常常或曾经胀气，为了通气而吃萝卜就没有效果，反而会增添体内气体了。所以，对这些产气的食物要搭配食用，常常胀气的人就更要少吃了。

产气食物表

五谷：玉米、芋头、白薯、糯米、糙米、杂粮、马铃薯

生果：苹果、西瓜、喷鼻瓜、哈密瓜

蔬菜：洋葱、韭菜、卷心菜、萝卜、茄子、扁豆、酸菜、青翠、甘蓝菜、大头菜

豆类：豆干、豆腐、绿豆、黄豆、花生、豌豆、红豆

乳类：牛奶、乳成品

饮料：汽水、可乐、豆乳、养乐多

其他：咖啡、浓茶、甜点、巧克力、胡椒粉、喷鼻料、油炸食物

由于肠胃道疾病，而形成胃酸过多时，过多的胰腺排泄的消化液和胃酸中和后，会发生二氧化碳，而形成胀气。

压力大时会严重，肌肉紧绷、心跳加速、血压上升，致使肠胃蠕动变慢，也发生腹胀。

假如胀气，常常排出的气体有臭味，排出淡色、恶臭的粪便，能够提醒脂肪类食物摄入过多，无法消化。如果胀气，排气或排便后，下腹部不痛不胀了，有可能是肠燥症，例如，肠炎、胃溃疡等。胀气的时候，常常放

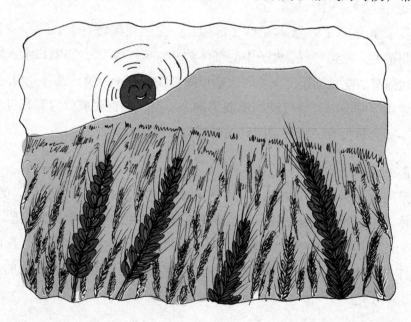

屁，并且无味，阐明气体大多是由嘴巴吃进去的，要留意吃饭不措辞，细嚼慢咽、少吃口喷鼻糖等。

常人胃肠道内存在 100 毫升～150 毫升气体，分布于胃与结肠部位。当胃肠道存在过量的气体时，即称为腹胀。腹胀常为多种疾病的首发症状，了解引起腹胀的病因，对于指导挂号就诊有十分重要的意义。

分类及常见疾病

引起腹胀的病因大致可分为以下 6 种：

1. 胃肠道疾病

（1）胃部疾病：常见于胃下垂、慢性胃炎、胃溃疡、胃扩张及幽门梗阻等。

（2）肠道疾病：常见于肠结核、痢疾、肠梗阻及习惯性便秘等。

（3）其他：胃肠神经官能症。

2. 肝、胆与胰腺疾病如急、慢性肝炎，慢性胆囊炎，肝硬化，胆石症及胰腺炎等。

3. 腹膜疾病常见于结核性腹膜炎、急性腹膜炎等。

4. 心血管疾病常见于心力衰竭、肠系膜动脉梗塞、肠系膜动脉硬化症等。心律失常和心绞痛亦可反射性地引起腹胀。

5. 急性感染性疾病如败血症、重症肺炎及伤寒等。

6. 其他可见于手术后低钾血症、肠麻痹、肺气肿、哮喘病、吸收不良综合征、脊髓病变、药物反应、附件炎、慢性盆腔炎、结缔组织疾病及甲减等。

如何挂号就诊

上述多种疾病均可引起腹胀，那么，就诊时如何区分科别呢？一般根据病史及伴随症状即可一目了然。

1. 消化内科：腹胀伴暖气、反酸，进食后加重或有腹泻的病人，应挂消化内科。

2. 普通外科：急起的腹胀、腹痛，伴呕吐或不排气、不排便的病人，应挂普通外科。慢性腹胀伴右上腹痛、进食油腻食物后加重者，亦应挂普

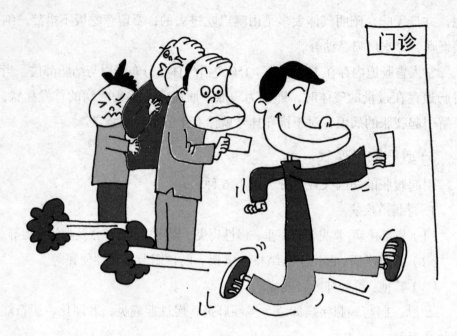

通外科。

3. **妇科**：白带多、经常腹胀伴腰酸的病人，应挂妇科。

4. **结核科**：经常腹胀伴低热的病人，应挂结核科。

5. **肝炎科**：腹胀伴厌油、黄疸的病人，应到肝炎科就诊。

6. **心脏内科**：经常腹胀，有心脏病史者，应到心脏内科就诊。

7. **神经内科**：有下肢瘫痪的病人，经常腹胀，应到神经内科就诊。

腹胀之人宜吃以下食物。

金橘

能理气、解郁、化痰、除胀、醒酒。《本草纲目》称它"下气快膈"。《随息居饮食谱》亦云："金橘醒脾，辟秽，化痰，消食。"无论食滞型腹胀或是气滞型腹胀，均宜用金橘泡茶饮或煎汤喝。民间习惯做成金橘饼，腹胀时嚼食一二枚。

佛手柑

能理气、化痰，也能消食解醒。《本经逢原》中就说它"专破滞气"。《本草便读》亦载："佛手，功专理气快膈。"《随息居饮食谱》又称它能

"醒胃豁痰，辟恶，解酲，消食止痛。"所以，凡是腹胀之人，无论是食滞或气滞引起，均宜用鲜佛手12～15克，或干品6克，开水冲泡，代茶饮。

槟榔

能下气除胀，又能消食解酒。《用药心法》中说："槟榔，苦以破滞，辛以散邪，专破滞气下行。"《鹤林玉露》曾指出："岭南人以槟榔代茶，醉能使之醒，酒后嚼之，则宽气下痰，余酲顿解；饱能使之饥，饱后食之，则饮食快然易消。"凡食滞活泼气滞腹胀者均宜。然而槟榔毕竟是破气耗气之物，适宜身体壮实之人短暂食用。

萝卜

能顺气宽中、健胃消食。《四声本草》中载："凡人饮食过度，生嚼咽之便消。"《本草纲目》亦云：萝卜"主吞酸，化积滞，解酒毒，甚效。"可见，萝卜对食滞腹胀者尤宜，或煎水服，或捣汁饮。除新鲜萝卜外，萝卜子、萝卜叶、老萝卜根煎水服用，也适宜食滞腹胀之人。

胡荽

有消食下气作用，中医常用以治疗食物积滞。崔禹锡《食经》称："调食下气。"《食疗本草》说它"至消谷能食，治肠风，热饼裹食"。《日用本草》亦认为，胡荽"消谷化气，通大小肠结气。"所以，对食积腹胀者尤宜。

青菜

能通利肠胃，无论食滞腹胀或者气滞腹胀皆宜。青菜含丰富的食物纤维和维生素，能刺激胃肠的蠕动，通利二便，帮助消化，消除腹部胀满不适。

豇豆

含多量的维生素和食物纤维，有帮助消化的作用，对食滞腹胀者尤为适宜。《四川中药志》中记载："豇豆健脾胃，消食，治食积腹胀。"成都《常用草药治疗手册》还介绍治食积腹胀，嗳气："生豇豆适量，细嚼咽下，或捣茸泡冷开水服。"

山楂

能消食积，特别是能消化肉积。《滇南本草》中说："消肉积滞，下气。"《日用本草》亦载："化食积，行结气，健胃宽膈，消血痞气块。"《本草纲目》中曾记载了邻居小儿一案，因食积黄肿，腹胀如鼓，取山楂食之，"至饱，归而大吐痰水，其病遂愈。"凡食积腹胀者，均宜多吃些山楂。

大麦芽

能和中、消积、下气，对脘腹胀满者，食之颇宜。《医学启源》曾说："补脾胃虚，宽肠胃。"《本草汇言》亦说："大麦芽，补而能利，利而又能补，如腹之胀满，膈之郁结，以此发生之物而开关格之气，则效非常比也。"

杨梅

能和胃消食，唐代食医孟诜认为杨梅"和五脏，能涤肠胃。"现代《中国药植图鉴》亦载："治心胃气痛有效。"《泉州本草》载有一方："治胃肠胀满，杨梅腌食盐备用，越久越佳，用时取数颗泡开水服。"

啤酒花

能健脾消食，适宜消化不良的腹胀者服食。民间多用啤酒花 10 ~ 15 克，开水泡茶饮，对食滞腹胀或气滞腹胀者有效。

紫苏叶

是一种调味品，并能解鱼蟹毒，有理气除胀的作用。《日华子本草》称："治心腹胀满"。《本草纲目》载："紫苏叶行气宽中。"《本草汇言》中还说它"散寒气，清肺气，宽中气，安胎气，下结气，化痰气，乃治气之神药也"。所以，凡气滞腹胀者，尤为适宜，可用紫苏叶 10 克煎水服，或开水冲泡代茶饮。

砂仁

为民间常用芳香性调味品，能行气、和胃、除胀，适宜脘腹痞胀、不思饮食之人食用。明朝李时珍就曾说它"理元气，通滞气，散寒饮胀痞"。凡气滞腹胀，特别是受凉后寒气腹胀者，尤为适宜。每天可用砂仁 3 ~ 5 克，捣碎，煎水服，或开水冲泡当茶饮用。

白豆蔻

是一种芳香健胃调味品，能行气、暖胃、消食、宽中、除胀，功与砂仁同。凡食滞腹胀或气滞腹胀者，均宜用白豆蔻 3 ~ 5 克，煎水代茶。

此外，腹胀之人还宜吃胡萝卜、橘子皮、大白菜、芹菜、蕹菜、番茄、刀豆、冬瓜、苦瓜、瓠子、茴香、薤白、橙子及茶叶等。

人为什么会腹泻

每个人都装着一肚子水，每天进入小肠的水分大约 9 升，其中小部分来自饮食，大部分来自消化系统分泌的各种液体。这些水分的 90% 在小肠内被吸收进体内，剩下的 90% 在结肠被吸收，只有大约 100 毫升的水随着粪便排出体外。如果粪便中的水分太多，就是拉稀了。如果一天拉稀三次以上，那就证明患了腹泻。

导致粪便中水分过多的原因有很多。一种常见的原因是吃了某种难以吸收的东西。例如，很多人喝了牛奶后会拉肚子，不是因为牛奶质量不好，而是因为他们消化不了牛奶中的乳糖。乳糖要被消化成半乳糖和葡萄糖才能被人体吸收，这个消化过程需要乳糖酶的催化。婴幼儿的消化道里有很多乳糖酶，消化母乳、牛奶中的乳糖毫无问题。但随着年龄的增长，许多

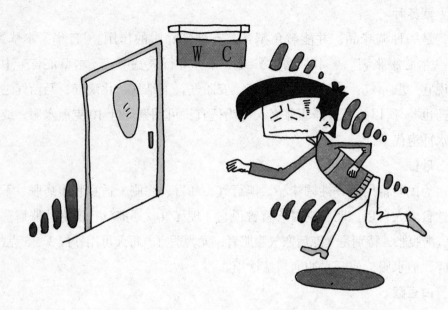

　　人的肠道里缺乏乳糖酶，没有办法有效地消化乳糖。乳糖留在肠道内，使得肠液的渗透压要比血浆的高，血浆里的水分就流失到肠道里了。乳糖到了结肠，变成了生活在那里的细菌的食物，发酵产生大量的气体，刺激肠道蠕动，更加剧了腹泻。

　　消化道的分泌液过多是腹泻的另一个原因。肠道里的水分大部分来自分泌液，正常情况下它们又大部分被重新吸收回体内。如果分泌的量大大超过了吸收的量，也会导致腹泻。在从前，由于霍乱引起的腹泻是最主要的死因之一。霍乱的病原体霍乱弧菌产生的毒素能激活肠上皮细胞膜中的离子通道，让它们一直敞开着，细胞里的水分就源源不断地分泌出来。同时，霍乱毒素还能影响肠神经系统，进一步刺激水分的分泌。历史上有无数的人因此脱水而死。其他一些药物、细菌、毒素也会刺激水分的分泌导致腹泻，虽然它们未必像霍乱那么厉害。

　　消化道的上皮细胞是保护消化道的屏障，如果这道屏障受到病毒、细菌的感染，就会被破坏。例如，痢疾杆菌能感染肠上皮细胞，导致消化道出血，而且由于破坏了上皮细胞的吸收功能，对水分和营养物质地吸收都很差，导致了腹泻。为了消灭入侵的细菌，免疫系统被调动起来，释放一些炎症因子，这些因子刺激水分的分泌，进一步加剧腹泻，结果就是稀便带脓血的痢疾。

为了能让食物中的水分和营养物质充分地被吸收，食物残渣在肠道中待的时间要足够长。如果由于某种原因肠道蠕动过快，食物残渣过快地经过肠道排出体外，减少了水分地吸收，也会出现腹泻。消化不良、病毒或细菌的感染能刺激肠道的蠕动，但是有时候找不出究竟是什么原因让肠道的蠕动异常。

因此腹泻并不是一种疾病，而是疾病的症状，有很多疾病、很多因素能引起腹泻，通常是消化系统的问题，但也可能是其他方面的疾病。要治疗腹泻，最好能确定病因对症治疗，而不是简单地止泻，即使腹泻暂时止住了，病其实并没有好。但是拉肚子让人很不舒服，人们一旦拉肚子，总想着赶快吃止泻药。传统药物中有些的确有很好的止泻效果，例如，鸦片就可谓止泻的"良药"。这是因为在肠壁上有阿片受体，它们和鸦片结合能抑制肠道的蠕动，这样食物残渣在肠道里停留的时间长了，水分更多地被吸收，粪便干了一些，看上去腹泻就被止住了。从鸦片提取的可待因、吗啡以及某些草药的作用与此类似。

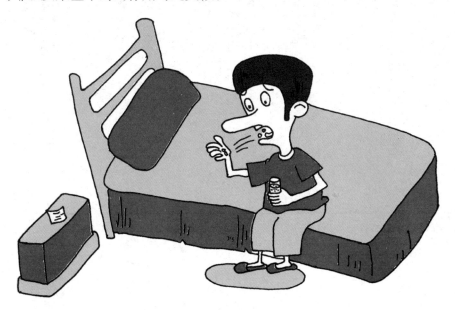

中枢神经系统中也有很多阿片受体，用可待因、鸦片、吗啡止泻会对全身的机能都产生影响，并能上瘾。常用的止泻药易蒙停和鸦片类似，也是通过和肠壁阿片受体结合、抑制肠道蠕动来达到止泻的效果，不过它大部分透不过血脑屏障，对中枢神经的影响甚微，是更理想的止泻药。但是那也只是缓解腹泻症状，而没有根除腹泻病因，对细菌感染引起的腹泻没有治疗效果，甚至会让病情加重，所以如果腹泻粪便中有脓血或伴有发烧，是不能服用易蒙停的。3 岁以下的儿童也不宜服用易蒙停。

实际上，在某些情况下腹泻可能是人体抵御病毒、病菌感染的一种方式，能让毒素尽快地排出体外。在这种情况下，止泻反而不利于身体康复。临床试验表明，和服用安慰剂的对照组相比，服用止泻药的痢疾患者的病程更长，而且更容易出现并发症。如果腹泻不是很严重，不必吃药，但是要注意补充水分防止脱水。如果腹泻三天还没好，或伴有便血、发烧严重脱水、腹痛等症状，要及时就医。对严重的腹泻不能掉以轻心，儿童更要当心。时至今日，全世界每年至少有 200 万人因腹泻而死亡，其中大部分是儿童。

胃溃疡

　　消化性溃疡指胃肠黏膜被胃消化液自身消化而造成的超过黏膜肌层的组织损伤，可发生于消化道的任何部位，其中以胃及十二指肠最为常见，即胃溃疡和十二指肠溃疡，其病因、临床症状及治疗方法基本相似，明确诊断主要靠胃镜检查。消化性溃疡中最常见的一种症状就是胃溃疡，主要是指胃黏膜被胃消化液自身消化而造成的超过黏膜肌层的组织损伤。

疾病简介

　　胃溃疡是中国人群中多发病、常见病之一。作为消化性溃疡中的常见

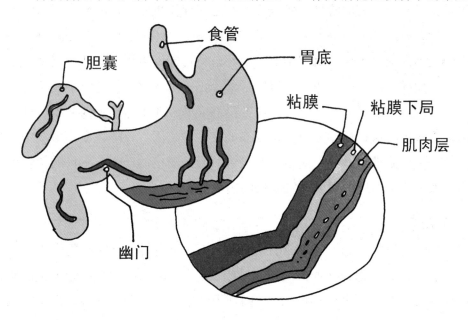

类型，胃溃疡的地理分布大致有北方向南方升高趋势，且好发于气候变化较大的冬春两季。此外，男性发病率明显高于女性，可能与生活及饮食不规律、吸烟、精神心理因素、工作及外界压力密切相关。近年来，胃溃疡的发病率开始呈下降趋势，然而其仍属消化系统疾病中最常见的疾病之一。其发生主要与黏膜自身防御修复因素和胃十二指肠黏膜的损害因素之间失平衡有关。非甾体抗炎药、幽门螺杆菌感染、胃酸分泌异常是引起溃疡的常见病因。典型的溃疡疼痛具有节律性、周期性和长期性的特点。其中，胃溃疡多好发于在胃窦小弯和胃角，多见于老年男性患者，其发病与季节变化有一定关系。

发病原因

胃腔内，胃蛋白酶和胃酸是胃液中重要的消化物质。胃蛋白酶具有水解蛋白质的作用，可破坏胃壁上的蛋白质，胃酸为强酸性物质，具有较强的侵蚀性；然而，在这些侵蚀因素的存在下，胃肠道仍能抵抗而维持黏膜的完整性及自身的功能，其主要是因为胃、十二指肠黏膜还具有一系列防御和修复机制。我们将胃蛋白酶及胃酸的有害侵蚀性称之为损伤机制，而将胃肠道自身具有的防御和修复机制称之为保护机制。目前认为，正常人的胃十二指肠黏膜的保护机制，足以抵抗胃酸及胃蛋白酶的侵蚀。但是，当某些因素损害了保护机制中的某个环节就可能发生蛋白酶及胃酸侵蚀自身黏膜而导致溃疡的形成。当过度胃酸分泌远远超过黏膜的防御和修复作用也可能导致溃疡发生。近年的研究已经表明，非甾体抗炎药和幽门螺杆菌是损害胃肠保护机制导致溃疡发病的最常见病因，胃酸在溃疡形成中起关键作用。此外，药物、应激、激素也可导致溃疡的产生，不良的饮食生活习惯和各种心理因素可诱发溃疡的出现。

病理生理

典型的溃疡底部活动期常分为四层：第一层急性炎性渗出物，由组织碎片、坏死的细胞和纤维蛋白样物质组成；第二层以中性粒细胞为主的非特异性细胞浸润所组成；第三层为肉芽组织层，含有增生的结缔组织、毛

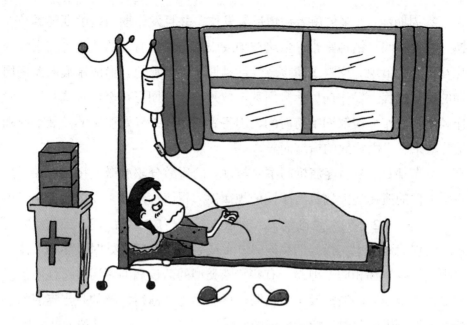

细血管和炎症细胞的各种成分；第四层为瘢痕组织层或纤维样，可扩张到肌层，甚至达浆膜层。由于内镜下活检取材只能达黏膜层或黏膜下层，通常不能观察到典型的溃疡的四层结构，其病理组织上主要表现为黏膜层炎症细胞浸润，固有膜内有以中性粒细胞和淋巴细胞为主的炎症反应或肉芽肿形成。

胃溃疡症状典型可表现为上腹不适或上腹痛等。绝大部分人可出现各种消化不良的症状，但是有的也无任何症状，直至出现并发症。其常见的并发症主要有幽门梗阻、出血、穿孔、癌变。常见的胃肠道症状及全身症状主要有反酸、嗳气、上腹胀、胸骨后烧灼感、恶心、呕吐等。反酸及胸骨后烧灼感是由于贲门松弛，恶心、呕吐多反映溃疡处于活动期。频繁呕吐宿食，提示幽门梗阻。部分患者有多汗、失眠等植物神经功能紊乱症状。

胃溃疡上腹疼痛的特点

1. 慢性过程：除少数较早就医的患者外，多数患者病程已长达几年、十几年或更长时间。

2. 周期性：大多数患者病情反复发作，并且发作期与缓解期随季节变换、饮食不调、精神紧张、情绪波动或服用与发病有关的药物等因素的变化互相交替出现。反映了溃疡急性活动期、逐渐愈合、形成瘢痕的溃疡周期的反复过程。发作期可达数周甚至数月，缓解期可长至数月或几年。发作频率及发作与缓解期维持时间，因患者的个体差异及溃疡的发展情况和治疗效果及巩固疗效的措施而异。

3. 节律性：溃疡疼痛机制主要与过多的胃酸分泌刺激溃疡面有关，故不同部位的溃疡病疼痛具有不同的规律性。胃溃疡疼痛多在餐后半小时出现，持续 1 ~ 2 小时，逐渐消失，再次进餐后疼痛重复出现，如此反复循环。当胃溃疡与十二指肠溃疡同时并存或者位于幽门管处时，疼痛节律可与十二指肠溃疡相同。但是，有些特殊类型的溃疡病的疼痛节律性不是很明显，如老年人的溃疡及十二指肠球后溃疡等。值得注意的是当疼痛的节律性突然发生变化时，应考虑病情有所发展，或可能出现其他的并发症。

4. 疼痛的部位：胃溃疡疼痛多位于剑突下偏左或正中，疼痛范围一般较局限，局部有压痛，不过疼痛的部位，并不一定就是溃疡所在的部位。当溃疡为穿透性溃疡或深达浆膜层时，疼痛可扩散至左上腹、右上腹、胸部或背部等身体其他部位。

5. 疼痛的程度与性质：每个人对疼痛的耐受程度不一，故溃疡病疼痛的程度没有一个客观的标准，其性质也视患者的感觉而定，通常被描述为饥饿不适感、嗳气、压迫感、钝痛、灼痛或剧痛和刺痛等。

胃溃疡有如下几种常用的检查方法

1. 胃镜检查：胃镜检查是诊断消化性溃疡的主要方法，其不仅可对胃乃至十二指肠黏膜直接观察、摄像，还可在直视下取活组织作病理学检查及幽门螺杆菌检测，因此对溃疡的诊断具有十分重要的意义。根据1964年日本畸田隆夫的分期法，将内镜下溃疡可分为活动期、愈合期和瘢痕期三个病期，其中每个病期又可分为两个阶段。部分患者可能会对胃镜检查的过程心存恐惧或不能忍受，这时可考虑麻醉后再行胃镜检查，以减轻胃镜检查的不适感。

2. X线钡餐检查：X线钡餐检查在溃疡的诊断及胃良、恶性溃疡鉴别诊断上的准确性不如胃镜，常用于年纪较大，有心脑血管疾病或因其他原因而无法耐受胃镜检查的患者，如发现龛影，则亦有确诊价值。

3. 核素标记C13呼气或尿素酶等试验：目的在于检测是否存在幽门螺旋杆菌感染，主要用于评价幽门螺旋杆菌根除治疗后的疗效。

鉴别诊断

当胃镜检查发现胃溃疡时，诊断似乎非常明确，但是还应注意与以溃疡为主要表现的消化道肿瘤或引起胃溃疡的少见特殊病因鉴别。胃的巨大溃疡在内镜上与胃恶性肿瘤的鉴别亦有一定的困难，而且有些溃疡与早期癌区别极为困难，故目前临床上行胃镜检查时若发现胃部的溃疡，临床医师通常会取活组织行病理检查，并且要求患者治疗后复查并多次取活组织进行病理检查，以防病检出现假阴性。

药物治疗

药物治疗的目标就是控制症状和消除病因，促进溃疡愈合，预防复发及避免并发症目前最常用的药物分为以下几类：

1. 抑制胃酸分泌药：目前，临床上主要有质子泵抑制剂及H2受体拮抗剂。H2-RA可抑制基础及刺激的胃酸分泌，常用的如尼扎替丁、西咪替丁、雷尼替丁、法莫替丁和PPI作用于壁细胞胃酸分泌终末步骤中的关键酶H+-K+ATP酶，使其不可逆失活，抑酸作用更强且作用持久。PPI促进溃疡愈合的愈合率较高、速度较快，适用于NSAID溃疡患者不能停用

NSAID 时的治疗或各种难治性溃疡，还可与抗生素的协同作用可用于根除幽门螺杆菌治疗，因此是胃溃疡的首选用药。常用的 PPI 有埃索美拉唑、艾普拉唑、奥美拉唑、兰索拉唑、雷贝拉唑等。

2. 黏膜保护剂：目前已不属于治疗溃疡的一线用药，但与抑酸药联用后，其可提高溃疡愈合质量，减少溃疡复发，常见的如胶体铋、硫糖铝、米索前列醇、枸橼酸铋钾等。

3. 胃肠动力药：主要用于出现腹胀、恶心、呕吐等症状的患者以促进胃肠排空，缓解症状。

根除幽门螺旋杆菌治疗

如前所述，幽门螺杆菌是胃溃疡发生的重要原因之一，因此幽门螺杆菌阳性的患者，应予以根除幽门螺杆菌治疗，其不仅可以促进溃疡愈合，还能预防溃疡复发，从而彻底治愈溃疡。

目前，尚无单一药物可有效根除幽门螺杆菌，因此必须联合用药。近年来，国际上抗幽门螺杆菌相关指南及共识，推荐的一线治疗方案是以

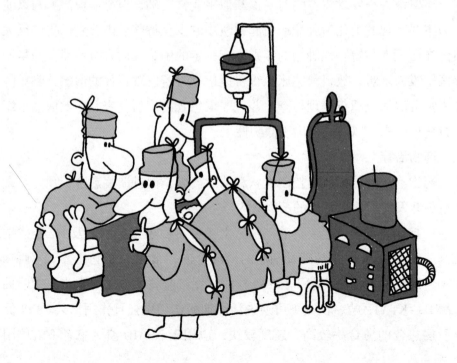

PPI 为基础加上两种抗生素的三联治疗方案，疗程 7d ~ 14d。临床证实其具有依从性、疗效高和耐受性好等优点。具有杀灭幽门螺杆菌作用的抗生素有甲硝唑、四环素、克拉霉素、阿莫西林、呋喃唑酮、某些喹诺酮类如左氧氟沙星等。PPI 及胶体铋体内能抑制幽门螺杆菌，与上述抗生素有协同杀菌作用。溃疡的治疗疗程一般为 4 ~ 6 周，部分需要维持 8 周，前 2 周一般为根除幽门螺旋杆菌的治疗，随后继续予以抑制胃酸分泌及保护胃粘膜的药物巩固治疗。由于治疗周期相对较长，因此需要患者积极配合，坚持服药，只有这样才能有效控制胃溃疡的病情。

手术治疗

目前，溃疡病的治疗已相当成熟，一般的溃疡不需要经手术治疗，只有在如下状况下才需行手术治疗：穿孔；瘢痕性幽门梗阻；大出血药物不能控制；药物治疗无效的难治性溃疡；高度怀疑癌变。

疾病预后

治疗后应复查幽门螺杆菌是否已被根除，复查一般在治疗结束至少 4 周后进行。可采用非侵入性的 C13 呼气试验，也可通过胃镜在检查溃疡是否愈合的同时取活检做尿素酶及组织学检查。对有并发症的胃溃疡或者未排除胃恶性溃疡的患者应常规进行胃镜复查。经过有效地治疗，胃溃疡的症状可以得明显缓解，其并发症发生也大大减少，因此胃溃疡的预后相对较好。对于溃疡的复发可能是很多人关心的问题，可以从三个方面加以控制，即停用 NSAIDs 药物、低剂量 PPI 维持治疗、根除幽门螺杆菌治疗及除去其他危险因素。

饮食注意

对医生而言，所能做的是通过药物及手术等手段竭力控制缓解溃疡的症状，而对于患者，则应注意养成良好的生活习惯，保持乐观的心态，合理饮食，积极配合治疗，这样的方法预防溃疡的发作才是最好的。具体而言，应注意如下几点：

1. 戒烟戒酒，饮食规律，不宜过量；

2. 调整心态，注意休息，避免过度劳累与焦虑；

3. 避免食用刺激性食物，如浓茶、咖啡、辣椒等；

4. 少食过酸及过甜的水果及食物，如巧克力、冰激凌、橘子及苹果；

5. 少食易胀气的食物，如淀粉含量较高的红薯，藕，土豆等。

并发症

1. 出血：出血是溃疡发生到一定程度的侵蚀到溃疡周围的血管，使血管破裂所致。其出血量的多少及对病人生命的危害程度取决于受到损伤血管的大小，当溃疡损伤的为毛细血管时，一般对病人危害较小，也不容易被发现，仅仅在大便隐血检查时才被发现；而较大血管受损时，可能出现呕血或者黑便甚至血鲜红。一般患者在出血前可出现各种消化道症状加重的情况，但当出血停止后上腹部疼痛反而减轻甚至消失。

2. 穿孔：一般的溃疡损伤在胃肠道的黏膜肌层，当溃疡持续进展深达胃肠道的浆膜层时，只剩最外面一层类似于薄薄的一张纸样，随时可发生急性胃肠道穿孔，穿孔后胃肠道内容物流入腹腔，导致急性弥漫性腹膜炎。表现为突然上腹部剧痛、恶心、呕吐、腹部呈板样，有明显反跳痛及压痛，肠鸣音及肝浊音界消失，腹部透视见膈下游离气体，部分患者甚出现休克状态，在这种状况下，患者应立即行急诊手术处理，否则随时都有生命危

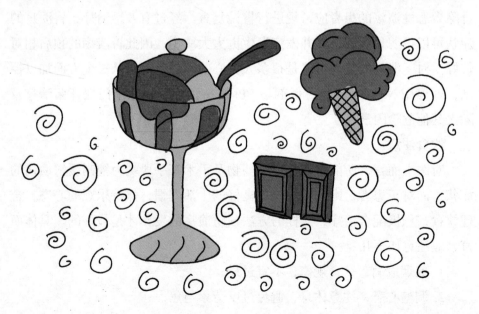

险。当然，随着现在患者的及时就诊及医疗条件的提高等情况，穿孔的发生率并不是很高，临床上可分为慢性、亚急性和急性三种，只有急性穿孔才需进行手术治疗。

3. 幽门梗阻：幽门管的溃疡可致幽门括约肌痉挛，溃疡周围黏膜组织充血水肿，妨碍食物从胃向十二指肠的推送运动过程，可造成暂时幽门梗阻。在溃疡愈合后，周围组织粘连或因瘢痕形成引起幽门口持续性的狭窄。表现为胃排空时间延长，胀满不适，上腹疼痛，餐后加重，常伴有胃震水音、蠕动波、蠕动音；后期无蠕动波但可见扩大的胃型轮廓，往往大量呕吐，吐后上述症状减轻或缓解，呕吐物常为隔宿食物，味酸臭。幽门梗阻有功能性和器质性两种。前者是因慢性溃疡引起黏膜下纤维化，导致瘢痕性狭窄，内科的治疗没有效果，常需外科手术治疗，后者由于溃疡周围组织炎症引起幽门反射性痉挛和充血水肿所致，内科治疗有效。

4. 癌变：慢性胃溃疡是否会癌变，目前尚有争议。多数学者认为胃溃疡癌变是存在的，其癌变率估计在 1% 左右。

专家观点

作为消化性溃疡中的一种常见类型，胃溃疡的一个重要特点在于其与心理精神因素密切相关。患者的精神压力往往较大，其功能性胃肠病与临床症状所致的各种消化不良症状交叉出现，故某些患者经足够疗程的根除治疗后，经过内镜检查证实溃疡已愈合，但消化不良症状缓解却欠佳，其主要原因是患者精神负担较重，睡眠不佳，时间久了之后，消化不良的症状只会越来越严重，因此，治疗期间患者一定要调整好心态，积极配合，正所谓解铃还须系铃人，心病还须心来医。

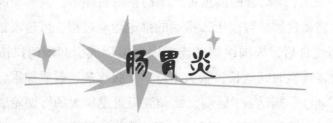

肠胃炎

肠胃炎是肠黏膜和胃黏膜发炎，由食物中毒引起。症状包括：严重腹泻和呕吐，常连带有腹部痛性痉挛及绞痛、出汗、发烧。分慢性肠胃炎和急性肠胃炎两大类。

基本概述

病因

有食物本身的毒素、细菌、病毒、农药、食物和食物起的化学作用或其他无机性物质污染等。

细菌类的成因包括：最常见的是食物受细菌感染，半熟或再煮熟的食物，特别容易染有细菌。不合卫生的烹煮器皿在室温下存放食物，很可能受到严重的细菌污染。热柜应在60℃以上，雪柜应在4℃之下，可令细菌停止生长繁殖。沙门杆菌和葡萄球菌通常来自处理食品的人员。尤其是含有经加工的肉类、奶类食品、鱼生寿司等。

污染的肉类、禽类及鱼类中，常可发现弯曲杆菌。这种细菌常会引起剧烈的腹痛和腹泻。

大肠杆菌有很多种，大多无害，但有几种可引起初生婴儿的急性肠胃炎，这种感染常在育婴室中蔓延，这和奶樽消毒程序有关。

病毒感染往往也可引致肠炎及肠胃炎。轮形病毒是引起儿童腹泻的最常见病原体。除此之外，可引致肠胃炎的病毒还有手足口病毒、腺病毒、肠病毒等。这种感染可在两天之内发病。有些植物在生长过程中所产生的毒素，也可以引致肠胃炎，如紫杉、牵牛花及七叶树属植物、青性的茄属植物等，都含毒素，而马铃薯块茎所生的嫩芽，也是有毒的。有毒的化学品，如砷、铅及各种杀虫剂等。若服下这些化学品，在数小时内即可发病。梨形鞭毛虫病、阿米巴病等疾病，也可以引起肠胃炎的症状。

急性肠胃炎

概述

急性肠胃炎是夏秋季的多发病、常见病。多由于细菌及病毒等感染所致。主要表现为上消化道病状及程度不等的腹部不适和腹泻，随后出现液体和电解质的丢失，本病属于中医"呕吐、腹痛、泻泄"等病症范畴。

症状

1. 恶心、呕吐。反应强烈者会有呕吐现象，呕吐物常有馊味。呕吐、腹泻严重者，可有脱水、酸中毒，甚至休克等；此外，发热、头痛、寒战和肌肉痛也是急性肠胃炎可能出现的症状。

2. 腹泻。这是急性肠胃炎最常见的症状，轻重不一。腹泻量过大或时间过长，容易出现脱水、尿少、发热现象。

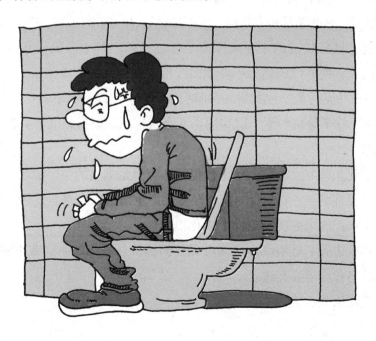

3. 腹痛。急性胃肠炎首先表现为腹痛，多表现在脐周部、上腹部，有时闷痛较轻，有时剧痛难耐，多为阵发性，患者常常自己可以听到腹鸣。

肠炎早期症状

1. 全身症状：呈慢性消耗症状，面色不华精神不振，喜温怕冷，少气懒言，四肢乏力。如在急性炎症期，除发热外，可见失水、酸中毒或休克出血表现。

2. 消化道症状：常呈现间断性腹部隐痛、腹胀、腹痛、腹泻为本病主要表现。进油腻之物、遇冷或遇情绪波动或劳累后尤著。大便次数增加，日行几次或数十余次，肛门下坠，大便不爽。慢性肠炎急性发作时，可见高热、腹部绞痛、恶心呕吐、大便急迫如水或粘冻血便。

3. 体征方面：长期腹部不适或上腹部隐隐作痛，查体可见腹部、上腹部或脐周为主，有轻度压痛、脱肛、肠鸣音亢进。

病理

急性肠胃炎是由于食进含有病原菌及其毒素的食物，或饮食不当，如过量的不易消化的有刺激性的食物而引起的肠胃道黏膜的急性炎症性改变。在中国以夏、秋两季发病率较高，无性别差异，一般潜伏期为 12 ~ 36 小时。

引起急性肠胃炎的主要病原菌是沙门氏菌，其中以鼠伤寒沙门氏菌、鸡沙门氏菌、鸭沙门氏菌、肠炎沙门氏菌、猪霍乱沙门氏菌较为常见。

不良的生活习惯造成的胃肠黏膜损伤等均会引起，而很多人遇到疾病会滥用头孢、氨苄等抗生素，这些抗生素会直接刺激肠道，也会引起肠胃炎。

临床

1. 消化道症状：恶心、呕吐、腹痛、腹泻是本病的主要症状。

2. 全身症状：一般全身的症状轻微，严重病人有失水、发热、酸中毒、休克等症状，偶可表现为急性上消化道出血。

3. 体征方面：早期或轻病例可无任何体征。查体时脐周或上腹部有轻压痛、肠鸣音常明显亢进。

4. 大便常规检查及粪便培养；

5. 血白细胞计数可正常或异常。

治疗

1. 西医药治疗

（1）一般治疗：尽量卧床休息，口服葡萄糖一电解质液以补充体液的丢失。如果明显脱水或持续呕吐，则需静脉补充 5%～10% 葡萄糖盐水及其他相关电解质。鼓励摄入清淡流质或半流质食晶，以防止脱水或治疗轻微的脱水。

（2）对症治疗：必要时可注射止吐药：例如，肌肉注射氯丙嗪 25～100 mgl 日。解痉药：如颠茄 8n 堪 11 次，1 日 3 次。止泻药：如思密达每次 1 袋，1 日 2～3 次。

（3）抗菌治疗：抗菌素对本病的治疗作用是有争议的。对于感染性腹泻，可适当选用有针对性的抗菌素，如黄连素 0.3g 口服，1 日 3 次或庆大霉素 8 万口服，1 日 3 次等。但应防止抗菌素滥用。

2. 中医药治疗

（1）肠胃湿热：病起急骤，恶心频发，腹痛阵作，呕吐吞酸，泻下急迫，便行不爽，粪色黄褐而臭，心烦，舌苔黄腻，口渴欲饮，尿短赤少，脉濡数或滑数。

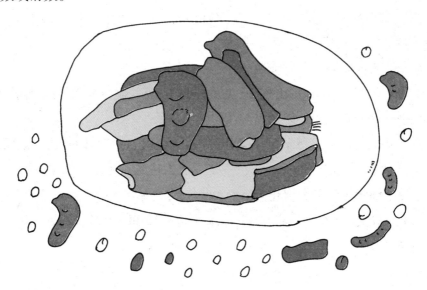

治法：清热化湿，理气止泻。

方药：薏苡仁 15 克、茯苓 12 克、葛根 10 克、黄芩 10 克、黄连 6 克、木香 10 克、车前子 10 克、白扁豆 10 克、荷叶 10 克、黄连 6 克、生甘草 6 克。

（2）寒湿阻滞：呕吐清水。恶心，腹泻如水，腹痛肠鸣并伴有畏寒发热，全身关节或颈项酸痛，白腻或苔薄白，脉濡。

治法：散寒除湿，和中止泻。

方药：茯苓 12 克、藿香 10 克、大腹皮 10 克、白芷 10 克、紫苏 10 克、清半夏 10 克、白术 10 克、陈皮 10 克、厚朴 10 克、甘草 6 克、生姜 5 克。

中成药：藿香正气水。

（3）食滞肠胃：恶心厌食，得食愈甚，吐后反快；腹痛，泻下秽臭，气迫不爽，泻后痛减，苔厚腻，脉滑实。

治法：消食化滞，和胃降逆。

方药：茯苓 12 克、焦山楂 10 克、神曲 10 克、制半夏 10 克、陈皮 10 克、莱菔子 10 克、大腹皮 10 克。

（4）脾胃虚弱：禀赋不足，素体脾虚，饮食稍有不慎即吐泻，大便溏薄，呕吐清水，且时作时休，面色不华，乏力倦怠，舌淡，脉 10 弱。

治法：健脾理气，和胃止泻。

方药：茯苓 12 克、白扁豆 12 克、薏苡仁 12 克、白术 12 克、山药 10 克、陈皮 10 克、甘草 6 克、人参 3 克、砂仁 3 克。

饮食调理

1. 肠炎初期，是肠道急性充血、水肿、发炎和渗出的阶段，此时肠蠕动活跃或处于痉挛状态，其消化吸收功能都比较弱，所以，在起病后 8 ~ 12 小时内，患者可吃流质食物，如藕粉、大米粥、细挂面、鸡蛋面糊、烩薄面片等。如出汗较多或腹泻严重，还应适当给病人多喝一些汤水，如米汁、菜汤、果汁、淡盐开水等，以补充体内水、电解质和维生素的不足。

2. 肠炎好转期，可给患者吃些营养丰富及容易消化的流质或半流质食物，如细面条、蒸蛋羹、大米粥、咸饼干等。宜采用少食多餐的方法，每日进食 4 ~ 5 次。需要注意的是，此时不宜吃大量的糖和喝牛奶，因这些食物进入肠道后容易发酵产生大量气体，引起腹胀腹痛，增加患者痛苦。另外，牛奶中含有较多的脂肪，脂肪有润滑肠道、增强肠蠕动的作用，可加重肠道负担，对病情不利。

3. 肠炎恢复期，由于胃肠道尤其是肠道病理生理的改变，这个时候肠道对食物非常敏感，因此，要特别注意节制饮食，饮食上宜吃些温热、清淡、软烂的食物，避免过早地进食肥肉、油炸、生冷坚硬的食品以及多纤维食物，如蒜苔、芹菜、韭菜等。恢复期后 2 ~ 3 天左右，即可按正常饮食进餐。

慢性肠胃炎

病理

慢性胃炎是指由不同病因所致的胃粘膜慢性炎症。最常见的是慢性萎缩性胃炎和慢性浅表性胃炎。其主要临床表现为食欲减退、上腹部不适和隐痛、嗳气、泛酸、恶心、呕吐等。病程缓慢，反复发作而难愈。

临床诊断

慢性胃炎一般分为两个类型：炎症病变比较表浅，局限在胃粘膜表面一层者，称作慢性浅表性胃炎；而炎症病变波及胃粘膜的全层，并伴有胃腺体萎缩者，则为慢性萎缩性胃炎。慢性胃炎是多发病和常见病。胃镜普查证实，中国人群中慢性胃炎的发病率高达 60% 以上，萎缩性胃炎约占其中的 20%。

慢性胃炎的发病诱因有许多，常见的有长期、大量地吸烟和饮酒，饮食无规律、饮食物过热或过冷、过粗糙坚硬，咖啡、浓茶和辛辣刺激性食物等都易诱发或加重病情。饮食不卫生所导致的胃粘膜受到幽门螺杆菌的感染所致的慢性胃炎不易痊愈。急性胃炎治疗不彻底，会转成慢性胃炎，某些药物如保泰松、阿司匹林、糖皮质激素等可破坏胃粘膜屏障，诱发或加重胃炎。

本病最常见的症状是饱胀感胃部疼痛，尤其在饭后症状加重，而空腹时比较舒适。每次进食量虽不多，却觉得过饱而不适，常伴有食欲不振、消化不良、嗳气、反酸、烧心、恶心呕吐等现象。由于进食少、消化不良，可产生营养不良、消瘦，虚弱和贫血。一些病人还伴有神经系统症状如心情烦躁、精神紧张、失眠、心悸、健忘等，这些现象反过来又可加重慢性胃炎的胃部症状，形成恶性循环，使病情复杂，不易治愈。

做胃液分析检查，慢性浅表性胃炎患者的胃酸往往正常或略低，而慢性萎缩性胃炎胃酸明显降低，并可伴有贫血。胃镜检查加胃活组织病理检查可确诊是萎缩性还是浅表胃炎；胃镜检查时还可取胃活组织做一种检测，看是否存在着幽门螺杆菌的感染。

治疗

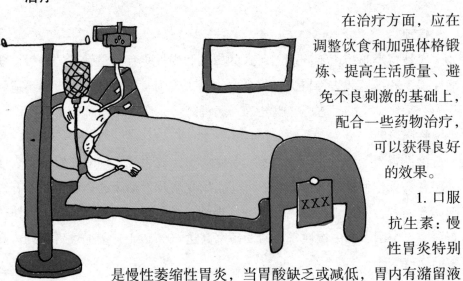

在治疗方面，应在调整饮食和加强体格锻炼、提高生活质量、避免不良刺激的基础上，配合一些药物治疗，可以获得良好的效果。

1. 口服抗生素：慢性胃炎特别是慢性萎缩性胃炎，当胃酸缺乏或减低，胃内有潴留液或胃功能紊乱时，细菌易于生长繁殖，使胃炎病变和症状加重。因此，可口服黄连素、链霉素、庆大霉素等抗生素，用迪乐冲剂可抑制或杀灭幽门螺旋菌，故也可选用。

2. 服用胃粘膜保护剂：如盖胃平、硫糖铝或氢氧化铝凝胶等，可起到保护胃粘膜、增强其抵抗力的作用，但铝制剂不应长期服用。

3. 减少胆汁返流：吗丁林或胃复安可加速胃和十二指肠的排空，减少胆汁返流，从而避免了胆汁对胃粘膜的损害，但需注意胃复安有嗜睡等副作用。

4. 老年人慢性胃炎，尤其是萎缩性胃炎患者，当上腹部症状加重或增多时，应及时到医院就诊，在医师的指导下进行治疗。

5. 中药治疗。对于慢性肠胃炎患者，多建议配合中医药治疗。

胃肠疾病自检

消化道疾病种类很多，常常由于症状不典型而被人们忽视。一些饭后不明显的症状中，注意体会、自检，尽早发现胃肠疾病，以得到及时治疗。

1. 时有胸骨后受阻、停顿、疼痛感，且时重时轻。这往往提示可能患有食管炎、食道憩室或食管癌早期。

2. 饭后饱胀或终日饱胀

胃口不好，嗳气但不反酸，体重逐渐减轻，面色轻度苍白或发灰。这种情况要考虑慢性胃炎，特别是胃下垂、慢性萎缩性胃炎。

3. 饭后上中腹痛，或有恶心、呕吐、积食感，病的时间可能已经很长；疼痛有规律，如生气、受凉、吃了刺激性食物后发作。这种情况可能是胃溃疡。

4. 经常在饭后2小时左右出现胃痛，甚至半夜疼醒，吃点东西可以缓解，常有反酸现象。秋冬季节容易发作，疼痛在上腹偏右，有节律。这类情况可能患有十二指肠炎症或十二指肠溃疡。

5. 饭后腹部胀痛，常有恶心、呕吐，偶可呕血，过去有胃病史近来加重，或过去无胃病近期才出现，且伴有消瘦、不思饮食、贫血，在心口处或脐上摸到硬块。这种情况应高度警惕，因为有可能是胃癌。

6. 受凉后或饮食不当发生腹痛、腹泻，可伴有畏寒发热、呕吐。这种情况可能是急性痢疾、急性胃肠炎。

7. 饭后立即腹泻，吃一顿泻一次，稍有饮食不当或受凉就发作。也有可能时而便秘时而腹泻，便秘时黏液较多，腹泻时为水样，有时腹胀有便意而上厕所又无大便，数年不见消瘦。这种症状，以过敏性肠炎的可能性较大。

预防

要点一：饮食有规律

很多人在饮食上不能控制自己，不合口味的就饿一顿，遇到好吃的就猛吃一顿，这样就易造成胃的蠕动功能紊乱，进而使胃壁内的神经丛功能亢进，促进胃液的分泌，久而久之就会出现胃炎或胃溃疡。因此，饮食应该定时定量，千万不要暴饮暴食。

要点二：注意饮食卫生

吃饭时一定要细嚼慢咽，使食物在口腔内得到充分的磨切、并与唾液混合，这样可以减轻胃的负担，使食物更易于消化。此外，应尽量少吃刺激性食品，更不能吸烟和饮酒。

要点三：保持精神愉快

胃是否健康与精神因素有很大关系。过度的精神刺激，如长期悲伤、忧郁、紧张、恐惧等都会引起大脑皮层的功能失调，促进迷走神经功能紊乱，导致胃壁血管痉挛性收缩，进而诱发胃炎、胃溃疡。

肠胃病变的5种预兆

1. 胃涨、胃痛、胃酸明显加重，伴随无规律的疼痛，发作周期越来越短。

2. 心窝部隐隐疼痛，疼痛呈辐射状，常规药物不断加量，很长时间才能缓解疼痛。

3. 食欲不振，饮食开始减少，经常恶心、呕吐、体重减轻，一天比一天消瘦，相继伴有乏力、贫血。

4. 肚子发重，大便时间无规律，不明原因的腹泻，便形异常，多为稀便，排便有轻微疼痛。

5. 便秘、腹泻交替出现，排便黑的情况居多，普通抗菌消炎药无效，腹泻难以控制，中度或低度发热。

肠胃炎的饮食原则

1. 流质饮食。稀饭或粥，应大量喝水，以避免腹泻造成脱水。过度频繁的牌匾和呕吐，会减少身体组织的电解质和水分。因此，一定要增加液体摄入量，以弥补损失。液体中含有大量的糖和电解质，还可以帮助减少腹泻。

2. 限制饮食。在疾病初期或病情不严重时，仅通过简化饮食，病人也可以有效地控制肠胃炎。此时胃肠道的蠕动和吸收处于不正常状态，摄入食物过多，会加重消化器官负担，增重病情。

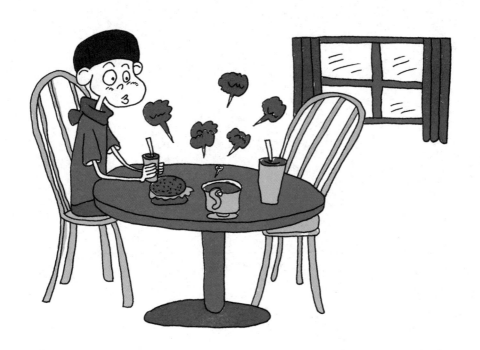

3. 忌油腻饮食。避免柑橘和油腻类食物，因为它们可能会加重病情。呕吐后，不要立即喝水或饮料，等待至少半个小时，才能频繁的小口摄入少量液体。

4. 忌冰淇淋等奶制品。奶制品会加剧腹泻。含咖啡因饮料也应该避免，以免加重刺激。

5. 少吃多餐。在急性肠胃炎症状消失后，患者才可以在饮食中包含固体食物。肠胃炎的症状一般在 2 天内消退。应该吃家里自己烹饪的食物，而避免从外面买回的加工食品。不建议在患病期间吃大餐，因为胃还不能够适当的消化固体食物，重要的是每天频繁的吃小餐。在经过 10 ~ 15 天后，病人可以吃水果、煮熟的蔬菜和少量低脂肪饮食。

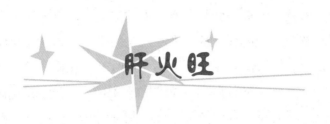

肝火旺

　　肝火旺，中医称"肝火上升"，指的是人体内脏气血调节出了问题，并不是很严重的疾病。中医用"火"来形容身体内的某些热性症状，上火的程度比"热气"还重。人体阴阳失衡后出现的内热症就是一般人们所说的上火。中医认为"火"的病理可分虚实两大类，常见的上火症状有肝火和心火两种。不严重时，会出现口舌生疮，皮肤干裂，心烦肺热等。因此，肝火上升不要掉以轻心，要及时调节营养，去火养肝。平时有人在与人争执时大发雷霆，所以也比作大动肝火，肝火旺。发脾气也是伤肝的，因

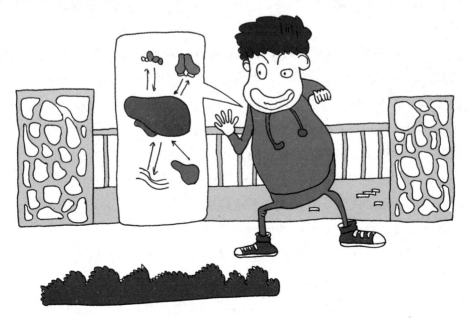

此，无论遇上什么事不要发火生气，以免伤肝。

病理

人体中最大的实质性脏器就是肝脏，肝脏在人体中扮演着非常重要的作用，其中一项就是解毒。肝脏具有解毒的功能，所有的毒素及下腹腔回流到心脏的血液都要经过它处理，平时所吃的辛辣、油腻及化学合成的药物会加重肝脏的负担致使血液循环不畅，这时肝脏充血并且下腹腔静脉受压，就导致肝火上升。睡眠质量不好或是睡眠不够，也会造成肝火上升。

除此之外，肝火旺也有可能是由外界刺激引起，生闷气等都会引起肝火上升，所以调整自己的情绪也非常重要。要预防肝火旺，除了心情放松，睡眠足够，要适当地清肝火，中医常用桑叶、夏枯草、金银花或菊花、绵茵陈调治，效果不错。

症状表现

中医认为，肝火是肝阳的表现形式，肝火旺就是肝的阳气亢盛表现出来的热象，多因七情过极、肝经蕴热或肝阳化火所致。一般情况下，肝火旺的人会有头晕、面红、目赤、口苦、易怒等症状，具体表现在以下几个方面：

1. 一般情况下，如果肝火旺会导致身体上部有热，或上冲性特点，表现为头晕、面目红赤、红潮难退、口干舌燥、口苦、口臭、头痛、头晕、眼干、易暴怒、身体闷热、舌苔增厚、睡眠不稳定等。更甚者会呕血、晕厥等；

2. 肝火旺可导致月经失常，这是因为肝火旺而引起妇女月经紊乱，表现为经血量减少、经期延迟或者闭经等；

3. 肝火旺会导致失眠，这多是因为恼怒损肝、思虑过度等造成；是指肝火侵扰所致的失眠。肝藏魂，肝火旺则魂不守舍，夜卧不宁，易惊。治以疏肝清火，可用龙胆泻肝汤加减。

4. 肝火旺还可以导致孕妇恶阻，孕妇怀孕期间，肝火旺可表现为挑食恶食、眩晕口苦、呕吐苦水等。

5. **肝火上炎**：是指肝火旺导致的上冲性症状或上部有热象特点，如头晕、面红、目赤、口苦、易怒，甚至发狂、呕血、晕厥等。治以疏肝降火，可用天麻钩藤饮加减。

6. 肝火旺致恶阻：是恶阻证型之一，多由妇女孕后肝火旺，肝火挟冲脉之火上冲引起，症见恶食择食、眩晕口苦、呕吐苦水等。治以清肝和胃、降逆止呕，可用加味温胆汤。

肝火旺如何进行调理

食疗方面，肝火旺可用马蹄、红萝卜、竹蔗加雪梨煲水饮，还可以食用芹菜粥、菊花粥、猪胆绿豆粉、刀豆茶等进行调理，这些都可以减弱肝火旺的症状。

在日常生活中应该做到：

1. 不要熬夜，不要过度的劳累保证充足的睡眠。
2. 绝对的禁酒，也不要吸烟，长期吸烟饮酒同样会引起肝火旺。
3. 还要保持好的心情，不要暴躁，学会控制自己的情绪。
4. 适当地去户外进行运动。

女性肝火旺的症状

女性肝火旺时还会出现一些特有的症状。女性肝火旺的症状一：月经不调，女性肝火旺可引起月经提前或延后，月经过少，甚至闭经，经前失眠；女性肝火旺的症状二：恶阻，其症状有严重挑食，食欲不振，口苦头晕，口吐苦水，经常出现于女性孕后。综上所述，女性肝火旺的特殊症状有月经延期或提前，月经过少，闭经，血崩，头晕口苦，经前失眠。

男性肝火旺的症状

男性肝火旺会出现头晕、头痛、失眠、恶心、舌苔变厚、脾气变得暴躁易怒，此外还会出现小便发黄、大便干结等症状。对男性肝火旺患者来说，一定要戒酒戒烟，多喝些菊花茶，多吃些苦瓜，从饮食上进行调节。

小儿肝火旺盛的症状

小孩是比较容易上火的。小孩肝火旺盛是相当常见的上火病症。小孩肝

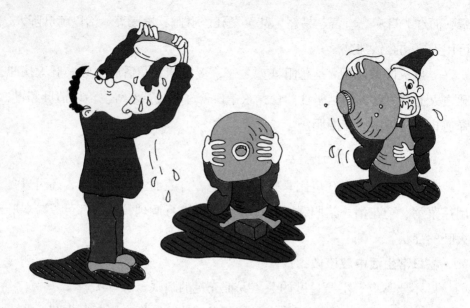

火旺分虚实两种，实火旺盛的症状表现为口干、反复口腔溃疡、小便短赤、心烦易怒等。虚火旺盛的症状表现为心烦、口干、低热、盗汗等。

小儿出现肝火旺

1. 小儿出现肝火旺，要多喝绿豆汤，能快速降火，对于脾气暴躁的小孩子尤为管用；

2. 治疗肝火旺，通常可以让孩子多吃些新鲜的瓜果，比如，柚子、梨等，可以起到清热解毒的效果；

3. 在小儿出现肝火旺时，让孩子多吃些清肝火的菜，如茄子、芹菜、苦瓜等。

常见类型及症状

1. 病因类型：肝火头胀

主要症候常起于恼怒，昏沉闷热，头筋突起，头胀且痛，口干口苦，甚则两耳失聪，舌苔薄黄，脉象弦或数。

2. 病因类型：肝火上炎

病症：头热

主要症候：心烦易怒，夜寐不安，头热面红，胁痛口苦，舌红苔薄，脉弦有力。

3. 病因类型：肝火亢盛

病症：消瘦

主要症候：形体消瘦、头晕目眩，口苦目赤，烦躁不安，性急易怒，胁肋灼痛，小便短赤，大便燥结，舌红苔黄，脉弦数。

4. 病因类型：肝火上冲

病症：舌血

主要症候舌上出血，舌苔黄，舌肿木硬，舌边红绛，或起芒刺，并见头中热痛，烦热，口苦咽干，面红目赤，头晕目眩，耳鸣耳聋，胁肋痛，性急善怒，小便黄赤，大便干燥，甚则昏厥，脉弦数。

5. 病因类型：肝火犯肺

病症：咳嗽

主要症候咳嗽气逆，痰出不爽，或如梅核，或如败絮难以咳出，咳时面红并引及胁痛。咽喉干燥，烦躁易怒。舌边尖红、苔薄黄而干，脉弦数。

6. 病因类型：肝火犯胃

病症：吐血

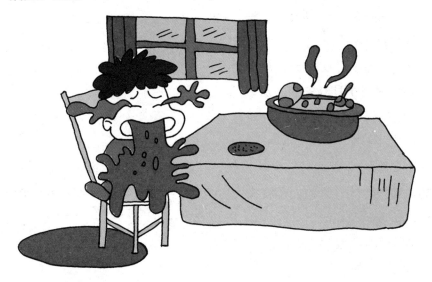

主要症候：吐血兼见心烦胸闷，口苦或口酸，善怒胁痛，多噩梦，或见唇青，或频作呃逆，舌质红，苔黄，脉弦数。

7. 病因类型：肝火燔灼

病症：胃痛

主要症候：喜冷恶热、烧心泛酸，胃脘烧灼疼痛，疼痛拒按，痛势急迫，口干口苦，甚则呕吐苦水，或兼见吐血、便血。烦躁易怒，便秘溲赤。舌红苔黄，脉弦数。

8. 病因类型：心肝火旺

病症：经质黏稠

主要症候：月经先期量多，甚或血崩，质浓稠如膏，经色鲜红，或紫黑，或紫红，并见面红目赤，口苦而渴，胸胁胀痛，心烦急躁，失眠多梦，或具经行发热，吐血、衄血，舌红苔黄，脉弦数。

9. 病因类型：肝火偏亢

病症：月经过多

主要症候月经提前而至，兼经期延长或经量过多，色紫黑或鲜红，质浓稠，有瘀块，面赤心烦，口苦口干，食欲不振，头晕头痛，胸闷乳胀，急躁易怒，夜寐多梦，大便干结，小便短赤，舌红苔黄，脉弦数。

10. 病因类型：心肝火旺

病症：经前不寐

主要症候：经前失眠，甚至通宵不寐，口苦咽干，头痛头晕，乳头痛痒，心烦易怒，月经先期，量多色黯。舌尖红刺，苔薄黄，脉弦滑。

11. 病因类型：肝火

病症：耳聋

主要症候耳聋耳鸣，突然发作，甚至全聋，耳鸣如钟，或如潮水声，或如风雷声，伴有耳闭、耳胀痛，口苦咽干，面红目赤，小便黄，大便燥，舌红苔黄，脉弦数。

12. 病因类型：肝火上逆

病症：耳衄

主要症候：耳部疼痛，血从耳中突然流出，量较多，口苦，目赤，头痛，心烦易怒，或胸胁胀满，小便实，脉弦数有力，舌质红。

13. 病因类型：肝火犯肺

病症：鼻衄

主要症候：由情绪激动诱发，鼻出血量多，血色鲜红，并经常反复发作，目赤，口苦咽干，头胀痛，心烦易怒，胸胁苦满，小便黄，舌质红，脉弦数。

14. 病因类型：肝火上炎

病症：白睛溢血

主要症候：口苦耳鸣、面红眩晕、头痛目胀、胸胁刺痛、烦躁易怒、尿黄、脉弦数、舌红苔黄。多见于高血压患者。

15. 病因类型：肝火犯胃

病症：头目胀痛

主要症候：目珠胀痛，头痛偏甚，甚则头痛如劈，口渴欲饮，呕吐频作，目胀欲脱，瞳神散大，视力骤降，烦躁易怒，舌红苔黄，脉弦滑。

16. 病因类型：肝火上冲

病症：暴躁

主要症候：气色不好、精神不足、心烦意乱、脾气暴躁、乏力嗜睡、情绪容易激动、记忆力下降、注意力不集中等。

17. 病因类型：肝火上逆

病症：暴盲

主要症候：目珠疼痛，头晕且痛，面红目赤，烦躁易怒，骤然双眼或一眼盲而不见，胁痛口苦，舌红苔黄，脉弦数。

18. 病因类型：肝火犯胃

病症：胃寒

主要症候：口干口苦、烧心泛酸，呕吐苦水、食欲下降、厌食、厌油腻、疼痛拒按、烦躁易怒，便秘、胃部烧灼，疼痛。

肝火旺吃什么好

1. "苦"味食物：主要包括杏仁、苦菜、苦瓜、芹菜、苦丁茶等，能够解热消暑、消除疲劳。

2. 大豆：含有丰富的蛋白质，还能够滋阴、去火。

3. 西瓜：有清热解暑、除烦止渴、润肠、利尿等功效，夏天可以多吃。

4. 西红柿：含有丰富的维生素，营养丰富，还能够清热解毒，平肝去火。

5. 草莓：草莓中含有的胡萝卜素是合成维生素 A 的重要物质，多吃草莓具有养肝名目、清热解暑、除烦的作用。

预防

要预防肝火旺，除了心情放松、睡眠足够，一些简单的食物或药材也有助于清火或"降"火。

郭美伶中医师说，预防肝火上升或是要清肝火，中医常用桑叶、夏枯草、金银花或菊花、绵茵陈调治，效果不错。方法如下：

1. 夏枯草 12 克、菊花 10 克、桑叶 10 克

将桑叶、夏枯草加入适量的水浸泡半小时后煮半小时，最后加入菊花煮 3 分钟，即可代茶饮，可用蜂蜜或冰糖调味。

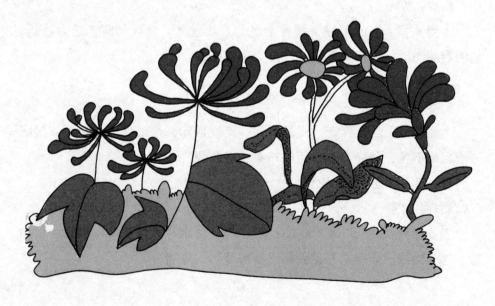

2. 绵茵陈 15 克、金银花 15 克

将绵茵陈、金银花加入适量的水浸泡半小时后煮半小时，即可代茶饮。可用蜂蜜或黑糖或片糖调味。

此外，预防肝火上升，也可喝"枸杞菊花茶"，方法如下：

枸杞先煮 30 分钟，加入菊花后再煮 3 分钟，就可作茶饮，适用于眼赤目干、头昏脑涨，经常用脑者。

肝火旺常见眼部表现

肝火旺盛常常表现为眼部症状，眼红、眼干、视物模糊、眼部分泌物多、耳鸣等眼部主要表现症状。

食疗

中医也认为，养肝可多吃鸡肝或猪肝，尤其是那些用神太多，看东西经常模模糊糊的人。

猪胆绿豆粉：绿豆粉 80g，猪胆汁 120g，拌匀晾干研末，每服 6g，日 2 次。

菊花粥：秋季霜降前，将菊花采摘去蒂，蒸后晒干或烘干，或阴干，然后磨粉备用。先以粳米 100ml，加水如常法煮粥，待粥将成时，调入菊花末 10 ~ 15g，稍煮一二沸即可。

芹菜粥：粳米 100g，新鲜芹菜 60g，放砂锅内，加水如常法煮粥，每日早晚温热服食。应现煮现吃，不宜久放。

冬季去除肝火的最佳选择就是银耳莲子粥，红枣 6 克，桂圆肉 10 克、去芯莲子 20 克、圆糯米 60 克、圆糯米与莲子加 600 毫升的水，小火煮 40 分钟，然后再加入红枣、桂圆肉再熬煮 15 分钟，加冰糖适量，即可食用，不仅能够有效去除肝火，还能够当作美容养颜的美食。

刀豆茶：刀豆根 30g，加红茶 3g，水煎服。

肝火多由外界刺激引起，所以调整情志、稳定情绪非常重要，焦躁情绪会火上浇油，保持心情舒畅有助于调节体内的火气。要预防肝火旺，不宜吃海腥、辛辣、过酸过腻、煎炸食品，以及乌梅、羊肉、海虾、肥肉

等，以免火上浇油。降火食方：枸杞菊花茶、川贝母冰糖梨汁。

梨含有丰富的维生素和糖分，有帮助消化和保肝的作用。枸杞与菊花都是中药护眼的药材，特别对用眼过度导致的双眼干涩、肝火旺有较好的疗效。多吃新鲜的绿叶蔬菜水果，如黄瓜、苦瓜、橙子、豌豆苗、无花果、韭菜等，都有良好的清火作用。胡萝卜对补充人体的维生素 B、避免口唇干裂也有很好的疗效。此外，可以口服各类清凉冲剂，如金菊冲剂、夏桑菊冲剂等对"清火"也很有效。中医也认为，养肝可多吃鸡肝或猪肝，尤其适合眼赤目干、头昏脑涨、经常用脑者。

药疗

小麦苗茶：小麦苗一把，滑石粉 2 ～ 3 钱。作法：水煎、去渣、代茶饮。主治：身热口渴，胸腹闷胀，汗多，小便不顺畅。

柴甘茅根茶：材料：甘草 2 钱，柴胡 3 ～ 10 钱，白茅根 10 钱。作法：水煎后取汁，加红糖溶解、保温，代茶频服。主治：口渴、感冒未愈，身体烦热，小便黄。

清暑茶：茵陈、香薷 3 钱、半边莲、车钱草各 3 钱。做法：水煎后取汁，加红糖溶解、保温代茶频服。主治：口干舌燥、头昏热、身体烦闷、小便短黄。

茵陈干姜茶：炒决明子 10 克，大米 60 克，冰糖少许。先将决明子炒至微香，取出待冷却后熬汁。然后用其汁和大米同煮，成粥后加入冰糖，沸后即可食用。此粥明目，清肝，通便。对于怕光多泪，目赤红肿，高血脂，高血压，习惯性便秘等症，效果极为明显！

材料：干姜 1 钱、茵陈 3 ～ 5 钱。作法：水煎后去渣，加入红糖溶解，保温代茶饮。主治：口不甚渴，喜饮温水，皮肤暗黄、手足不温、身不太热。民间常用 5 爪金英、白花蛇舌草、黄花蜜菜、半支莲等中草药清热退火，这是适合口干舌燥、体质壮硕、大便不软散的人，而体虚、易怕冷、大便稀溏的人较不适合。但即使如此，清热退火的药方短暂使用尚可，长期使用则容易苦寒败胃、伤害元气，因此最好能闲歇服用，若有任何不适即需停服为当。

注意事项

如果要有效地消除"火气"，肝病朋友就要注意一些防治方法：

1. 养成良好的饮食生活习惯、不熬夜，避免食用上火及冰冷食物。

2. 保持愉快轻松的心情，适当运动，减轻压力，不仅可以提升免疫力，预防感冒，还能减少火气形成。

3. 慢性病朋友要遵从医嘱，按时服药，使病情稳定，才能避免病邪化热、化火。

4. 针对五脏六腑或不同部位的火气，服用清热解毒药物，如栀子、黄芩、黄连、黄柏等。但是这些中药仍须由专业中医师开处方才能服用，以免误食而引起不良副作用。

秋冬食疗肝火旺方法

秋冬季节天气干燥，很容易出现口干、口腔溃疡、心烦易怒、尿黄等肝火旺的症状。肝火旺是属人体内脏气血调节出了问题，虽然不是很严重，但是却对人们的生活造成不少困扰。

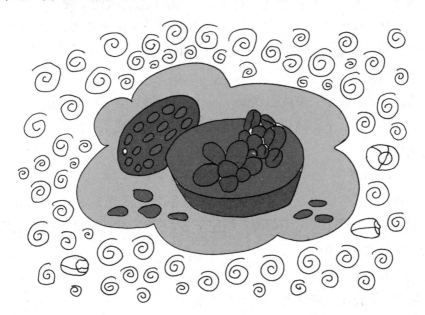

心火与肝火的症状

心火分虚实，虚火主要表现有口干、盗汗、心烦、睡眠不安等；实火旺则表现为口干、口腔溃疡、心烦易怒、尿黄等。我们常称一些情绪容易激动的人为肝火大。其实，一般俗称肝火旺的体质还有下列症状：口干舌燥、口苦、口臭、眼干、头晕、头痛、睡眠不稳定、舌苔增厚、身体闷热等。

秋冬肝火旺食疗方法

一、莲子汤

表现症状：分虚实两种，虚火表现为口干低热、盗汗、心烦等；实火表现为口干、反复口腔溃疡、心烦易怒、小便短赤等。

食疗法：栀子15克，莲子30克同，加冰糖适量，水煎，吃莲子喝汤。

二、吃猪肝

表现症状：痰少而粘或干咳无痰、手足心热、潮热盗汗、舌红、失眠。

食疗法：猪肝1付，菊花30克，共煮至肝熟，吃肝喝汤。

三、喝绿豆粥

表现症状：分虚实两种，虚火表现为饮食量少、舌红、少苔、腹胀、轻微咳嗽、便秘；实火表现为口干口苦、上腹不适、大便干硬。

食疗法：石膏粉30克，粳米，绿豆各适量，先用水煎煮石膏，然后过滤去渣，取其清液，再加入粳米，绿豆煮粥食之。

四、喝梨水

表现症状：眼干、耳鸣、头晕、头痛、口苦口臭、两肋胀痛。

食疗法：梨2个，削皮切块，川贝母10克捣碎成末，加冰糖适量，清水适量炖服。

五、吃猪腰

表现症状：头晕目眩、耳鸣耳聋、腰脊酸软、潮热盗汗、五心烦躁。

食疗法：猪腰2只，山萸肉，枸杞子各15克，共放入砂锅内煮至猪腰子熟，吃猪腰子喝汤。

六、万年甘茶

配方：茉莉花、西洋参、万年甘本草。

肝气，肝气疏泄失常所致的病症。见《类证治裁·肝气肝火肝风》。肝性升散，不受遏郁。郁则经气逆，证见嗳气，脘腹胀，呕吐，暴怒胁痛，胸满不食，飧泄。

肝火旺吃什么水果

1. 性寒的水果：香蕉、甘蔗、西瓜、甜瓜、柿子、柿饼、柚子、无花果、猕猴桃等，其中西瓜具有清热解暑、除烦止渴、润肠、利尿等功效，夏天可以多吃。

2. 性凉的水果：苹果、梨、芒果、橙子、草莓、百合、罗汉果、莲子芯等，其中草莓含有的胡萝卜素是合成维生素 A 的重要物质，吃草莓多可以养肝名目、清热解暑、除烦的作用。

3. 性温的水果：桃子、杏子、大枣、荔枝、樱桃、金橘、石榴、木瓜、桂圆肉、松子仁等水果。

4. 性平的水果：花生、白果、山楂、李子、葡萄、橄榄、莲子、椰子汁、柏子仁等水果。

5. 草莓，中医认为其有去火功效，能清暑、解热、除烦。

6. 西红柿虽算不上水果，但其营养丰富，同样能清热解毒，平肝去火。

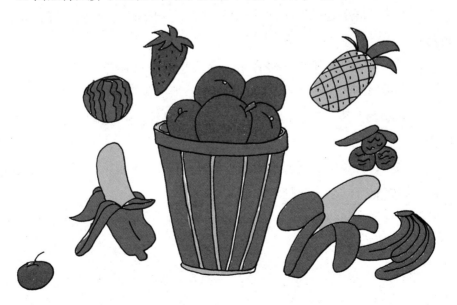

7. 西瓜，性凉，对解暑很有帮助，且富含钾盐，有利于补充体内钾盐的缺失。切忌西瓜在冰箱里超过三小时。

8. 甘蔗，滋补清热，且性寒，不易上火。

9. 梨，生津止渴，养血生肌，清热降火，富含维生素和糖分，可以帮助消化，对肝也很好。

10. 一些性热的水果，如橘子、桂圆、石榴、菠萝、荔枝等，最好不要多吃。

脂肪肝能否引起肝火旺

脂肪肝能否引起肝火旺？如果在平常吃饭的时候没有规律，休息不够，过度劳累，都可能会导致肝火旺，伴随着还会有口干、口臭、面红、目赤等典型的肝火旺症状，但一定要注意的就是，其他各类的肝脏病变也是可能会引起肝火旺。

脂肪肝引起的肝火旺很可能是肝脏受到了损伤，患者应该尽快去检查治疗。如果长期得不到有效治疗，会加进一步加重患者肝脏损伤，非常不利于脂肪肝患者的恢复。因此，对脂肪肝患者来说，合理均衡的饮食、积极的治疗都是非常重要的。

对于脂肪肝引起的肝火旺该如何调理呢？下面是一些调节肝火旺的小技巧：

1. 音乐调整法。听一些轻音乐，会唤起愉快的情绪。

2. 环境熏陶法。在遇到不顺心的事时，要到附近环境优美的地方走走。

3. 幽默调节法。在心情郁闷时，选择听或看一种最能使自己发笑的幽默作品。

4. 内关，针灸学名词属手厥阴心包经。位于前臂正中，腕横纹上 2 寸，在桡侧屈腕肌腱同掌长肌腱之间取穴。

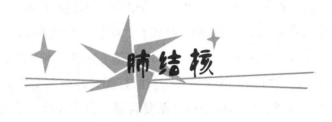

肺结核

肺结核是由结核分枝杆菌引发的肺部感染性疾病。是严重威胁人类健康的疾病。结核分枝杆菌的传染源主要是排菌的肺结核患者，通过呼吸道传播。只有在机体免疫力下降时才发病，健康人感染结核菌并不一定发病。世界卫生组织统计表明，全世界每年发生结核病 800 万 ~ 1000 万人，每年约有 300 万人死于结核病，是造成死亡人数最多的单一传染病。1993年 WHO 宣布"全球结核病紧急状态"，认为结核病已成为全世界重要的公共卫生问题。而中国是世界上结核疫情最严重的国家之一。

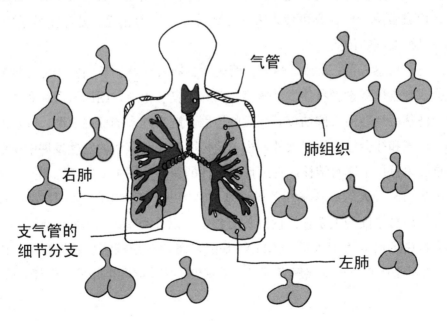

病原学

结核菌属分枝杆菌，由德国微生物学家 Robert Koch 于 1882 年发现。在显微镜下，结核菌为细长稍弯曲或直的杆菌，大小为（0.3 ~ 0.6μm）×（1 ~ 4μm）。单个散在，呈 V、Y 形，或条索状、短链状排列。结核菌是专性需氧菌，生长很缓慢，在固体培养基上，结核菌增代时间为 18 ~ 20h，培养时间需 8 天以上至 8 周。在大部分培养基上菌落呈粗糙型。具有抗酸和抗酸性酒精脱色的特点，故又称之为抗酸杆菌。结核菌实际上包括鼠型、牛型、人型和非洲型，为结核分枝杆菌复合群，其中牛型、人型和非洲型为致病菌。

流行病学

一、传染源：结核病的传染源主要是痰涂片或培养阳性的肺结核患者，其中尤以是涂阳肺结核的传染性为强。

二、传播途径：结核菌主要通过呼吸道传染，活动性肺结核患者大声说话、咳嗽或打喷嚏时，会形成以单个结核菌为核心的飞沫核悬浮于空气中，从而感染新的宿主。此外，患者咳嗽排出的结核菌干燥后附着在尘土上，形成带菌尘埃，亦可侵入人体形成感染。经消化道、泌尿生殖系统，极少见批发额的传播。

三、易感人群：矽肺、肿瘤、糖尿病、器官移植、长期使用免疫抑制药物或者皮质激素者易伴发结核病，营养不良、生活贫困以及居住条件差是经济落后社会中人群结核病高发的原因。越来越多的证据表明，除病原体、环境和社会经济等因素外，宿主遗传因素在结核病的发生发展中扮演着重要角色，个体对结核病易感性或抗性的差异与宿主某些基因相关。现已筛选出多种人的结核病相关候选基因，例如，三类 HLA 基因区多态性与结核病易感性的关系在国内外均有报道，以 II 类基因为多；在非洲和亚洲人群中的研究表明人类 SLC11A1 基因多态性与结核病易感性相关。因此，并不是所有传染源接触者都可能被感染，被感染者也并不一定都发病。

结核菌的致病性和毒力

结核菌不像许多细菌有外毒素、内毒素，不存在与致病能力相关联的细胞外侵袭性酶类，以及能防止吞噬作用的荚膜，其毒力基础不十分清楚，可能与其菌体的成分有关。其他类脂质如硫脂质也与结核菌的毒力有关，它不仅抑制溶酶体与吞噬体的融合，且增加了索状因子的毒性，促进结核菌在巨噬细胞内的生长繁殖。磷脂能够刺激机体内单核细胞的增殖、类上皮细胞化、朗汉斯巨细胞的形成。蜡质 D 是分枝菌酸阿糖阔乳聚糖和粘肽相结合的复合物，具有佐剂活性，刺激机体能产生免疫球蛋白，对结核性干酪病灶的液化、坏死、溶解和空洞的形成起重要作用。除了以上类脂质成分外，多糖类物质是结核菌细胞中的重要组成物质，多糖类物质在和其他物质共存的条件下才能发挥对机体的生物学活性效应。多糖是结核菌的菌体完全抗原的重要组成成分，具有佐剂活性作用，能对机体引起嗜中性多核白细胞的化学性趋向反应。结核菌的菌体蛋白是以结合形式存在于菌细胞内，是完全抗原，参与机体对结核菌素的反应。

病理改变

人体免疫力及变态反应性、结核菌入侵的毒力及其数量，与结核病变的范围、性质，从一种病理类型转变为另一类型的可能性与速度均有密切关系。

（一）渗出性病变：表现为充血、水肿与白细胞浸润。早期渗出性病变中有嗜中性粒细胞，以后逐渐被淋巴细胞和巨噬细胞所代替。在巨噬细胞内可见到被吞噬的结核菌。渗出性病变通常出现在结核炎症的早期或病灶恶化时，亦可见于浆膜结核。当病情好转时，渗出性病变可完全消散吸收。

（二）增殖性病变：开始时可有一个短暂的渗出阶段。当结核菌被巨噬细胞吞噬并消化了以后，菌的磷脂成分使巨噬细胞形态变大而扁平，类似上皮细胞，称"类上皮细胞"。类上皮细胞具有吞噬作用，胞浆内含有多量酯酶，能溶解和消化结核菌。类上皮细胞是增殖性改变的主要成分，在结核病诊断上具有一定的特异性。类上皮细胞聚集成团，中央可出现朗汉斯巨细胞。朗汉斯巨细胞、类上皮细胞和淋巴细胞浸润，形成了典型的类上皮样肉芽肿结节，为结核病的较具特征性的病变。这种结节形成的过程，就是巨噬细胞吞噬、杀死结核菌，使病变局限化，以防止细菌播散的过程。大多数结核菌在类上皮样肉芽肿结节形成过程中已被消灭，抗酸染色时，结节内一般查不到结核菌。增生为主的病变多发生在人体 CMI 占优势、菌量较少的情况下。

（三）干酪样坏死：常发生在渗出或增生性病变的基础上。如果机体变态反应强烈、抵抗力降低、菌量过多，渗出性病变中结核菌战胜巨噬细胞后不断繁殖，使细胞混浊肿胀后，发生脂肪变性，溶解碎裂，直至细胞坏死。炎症细胞死后释放蛋白溶解酶，使组织溶解坏死，形成凝固性坏死。因含多量脂质使病灶在肉眼观察下呈黄灰色，状似干酪，质松而脆，故名干酪样坏死。镜检可见一片无结构的、凝固的、染成伊红色的坏死组织。在质硬无液化的干酪坏死物中，结核菌由于缺氧和菌体崩解后释放出脂酸，抑制结核菌的生长，因此很难找到。干酪坏死物质在一定条件下亦可液化，其机制尚不完全清楚，亦可能与机体变态反应有关，亦可能与中性白细胞分解产生的蛋白分解酶有关。干酪液化后，坏死物质就播散到其他肺叶或沿支气管排出，造成支气管播散。原干酪灶则演变成空洞，并有大量结核菌生长繁殖，成为结核病的传染源。

上述三种病变可同时存在于一个肺部病灶中，但通常以其中一种为主。例如，在渗出性及增殖性病变的中央，可出现少量干酪样坏死；而变质为主的病变，常同时伴有程度不同的渗出与类上皮样肉芽肿结节的形成。

疾病症状

全身症状：肺结核患者常有一些结核中毒症状，其中发热最常见，一般为午后 37.4℃～38℃的低热，热型不规则，可持续数周，部分患者伴有脸颊、手心、脚心潮热感。干酪性肺炎、急性血行播散性肺结核、空洞形成或伴有肺部感染时等可表现为高热。夜间盗汗亦是结核患者常见的中毒症状，表现为熟睡时出汗，几乎湿透衣服，觉醒后汗止，常发生于体虚病人。其他全身症状还有消瘦、疲乏无力、胃纳减退、失眠、月经失调甚至闭经等。

咳嗽：常是肺结核患者的首诊主诉，咳嗽三周或以上，伴痰血，要高度怀疑肺结核可能。肺结核患者以干咳为主，如伴有支气管结核，常有较剧烈的刺激性干咳；如伴纵隔、肺门淋巴结结核压迫气管支气管，可出现痉挛性咳嗽。

咳痰：肺结核病人咳痰较少，一般多为白色黏痰，合并感染、支气管扩张常咳黄脓痰；干酪样液化坏死时也有黄色脓痰，甚至可见坏死物排出。

咯血：当结核坏死灶累及肺毛细血管壁时，可出现痰中带血，如累及大血管，可出现量不等的咯血。若空洞内形成的动脉瘤或者支气管动脉破裂时可出现致死性的大咯血。肺组织愈合、纤维化时形成的结核性支气管扩张可在肺结核痊愈后慢性、反复地痰血或咯血。

胸痛：胸痛并不是肺结核的特异性表现，靠近胸膜的病灶与胸膜粘连常可引起刺痛或钝痛，与呼吸关系不明显。肺结核并发结核性胸膜炎会引起较剧烈的胸痛，与呼吸相关。胸痛不一定就是结核活动或进展的标志。

呼吸困难：一般初发肺结核病人很少出现呼吸困难，只有伴有大量胸

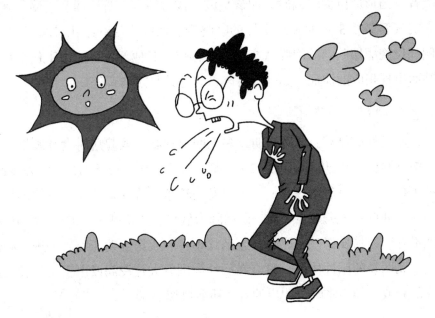

腔积液、气胸时会有较明显的呼吸困难。支气管结核引起气管或较大支气管狭窄、纵隔、肺门、气管旁淋巴结结核压迫气管支气管也可引起呼吸困难。晚期肺结核，两肺病灶广泛引起呼吸功能衰竭或伴右心功能不全时常出现较严重的呼吸困难。

结核性变态反应：可引起全身性过敏反应，临床表现类似于风湿热，主要有多发性关节痛、皮肤的结节性红斑、滤泡性结膜角膜炎和类白塞病等，以青年女性多见。非甾体类抗炎药物无效，经抗结核治疗后好转。

总之，肺结核并无非常特异性的临床表现，有些患者甚至没有任何症状，仅在体检时发现。如伴有临床表现很不典型，免疫抑制状态，临床经过和起病隐匿；或者急性起病，症状危重，且被原发疾病所掩盖，易误诊。

患者体征

患肺结核时，肺部体征常常不明显且没有特异性。肺部体征常与病变部位、范围、性质及病变程度相关。肺部病变较广泛时可有相应体征，有明显空洞或并发支气管扩张时可闻及细湿啰音。如果出现大面积干酪性肺炎可伴有肺实变体征，如语颤增强，叩诊呈浊音或实音，听诊闻及支气管呼吸音。当形成巨大空洞时，叩诊呈鼓音或过清音，听诊闻及空洞性呼吸音。支气管结核常可闻及局限性的哮鸣音。两肺广泛纤维化、肺毁损时，患侧部位胸廓塌陷，肋间隙变窄，气管移位，其他部位可能由于代偿性肺气肿而出现相应的体征，如呼吸音降低，叩诊呈过清音等。

各型肺结核的特点

1. 原发性肺结核：本病初期，多无明显症状。或起病时食欲减退、轻咳、略有发热；或发热时间可达 2～3 周，伴有盗汗、疲乏无力、饮食减退、精神不振、体重减轻等现象；也有的发病较急，特别是婴幼儿，体温可高达 39℃～40℃，持续 2～3 周，以后降为低热。儿童可伴有神经易受刺激、睡眠不好、容易发怒、急躁，甚至消化不良、腹泻等功能障碍表现。肺部检查多无明显的阳性体征，只有在病灶周围有大片浸润或由于支气管受压造成部分或全肺不张时可叩出浊音，听到呼吸音减低。

2. 血行播散性肺结核：急性患者起病多急，有高热，部分病例体温不太高，呈规则或不规则发热，常持续数周或数月，多伴有精神不振、寒战、周身不适、疲乏无力及全身衰弱；常有咳嗽，气短，咳少量痰，肺部结节性病灶有融合趋向时可出现呼吸困难；部分病人有胃肠道症状，如胃纳不佳、腹胀、腹泻、便秘等；少数病人并存结核性脑膜炎，急性粟粒性肺结核并存脑膜炎者可占 67.7%，常有畏光、头晕、头疼、恶心、呕吐等症状。亚急性血行播散性患者的症状不如急性显著而急骤；不少病人有阶段性的、反复的发热畏寒，或者有慢性结核中毒症状，如微汗、食欲减退、消瘦、失眠等；有些病人有咳嗽、胸痛及血痰，但均不严重。慢性血行播散性肺结核由于病程经过缓慢，机体抵抗力较强，代偿功能良好，症状没有亚急性明显。

3. 继发性肺结核：发病初期一般没有明显症状。病变逐渐进展时，可出现食欲不振、消瘦、疲乏、倦怠、工作精力减退、失眠、微热、盗汗、心悸等结核中毒症状。但大多数病人因这些症状不显著而往往察觉不到。如病变不断恶化，活动性增大，才会出现常见的局部和全身症状，如发烧、胸痛、咳嗽、吐痰、咯血等。

大叶性干酪性肺炎发病很急，类似大叶性肺炎。患者有恶寒、高热、咳嗽、吐痰、胸痛、呼吸困难、痰中带血等现象，可呈 39℃ ~ 40℃ 的稽留热，一般情况迅速恶化，并可出现紫绀。胸部阳性体征可有胸肌紧张、浊音、呼吸音减弱或粗糙，或呈支气管肺泡音，背部特别是肩胛间部有大小不等的湿罗音等。

慢性病例多数表现为慢性病容，营养低下；一般有咳嗽及反复出现的结核中毒症状、紫绀或气短等；慢性经过病变恶化，静止与好转交替出现，随着病情的不断演变，代偿机能逐步丧失。体征可见胸廓不对称，气管因广泛纤维性变而移向患侧。患侧胸廓凹陷，肋间隙狭窄，胸肌萎缩，病变部位叩浊，呼吸运动受限，而其他部位则有肺气肿所致的"匣子音"。局部呼吸音降低，可听到空洞性呼吸音或支气管呼吸音，并有干湿罗音，肺下界可降低，心浊音界缩小。肺动脉第二音可因肺循环压力增高而亢进。

有的病人可出现杵状指。

鉴别诊断

由于肺结核的临床表现缺乏特征性，与许多肺部疾病相似，因此在诊断时必须做好详细的病史采集、体格检查、实验室检查，必要时进行创伤性检查。肺结核主要应与以下疾病进行鉴别：

一、非结核分枝杆菌肺病：这个病的临床表现与肺结核相似，难以鉴别。影像学检查提示肺内病变多以增殖、纤维条索为主，常有空洞形成，可表现为多房性，往往会侵犯两胸膜下的肺组织，以薄壁为主。病变多累及胸膜，临床上可见症状与病变的分离现象，即患者肺部病变较广泛，而症状相对较轻。

组织病理所见亦与肺结核很难鉴别，但干酪坏死较少，机体组织反应较弱，玻璃样变或纤维较多。如有坏死，则坏死物往往比较稀薄。

未使用过抗结核药物的新发肺结核病人，其致病菌如对一线抗结核药物耐药尤其是耐多种药物者，应高度怀疑非结核分枝杆菌肺病，本病的确诊主要依赖于菌种鉴定。

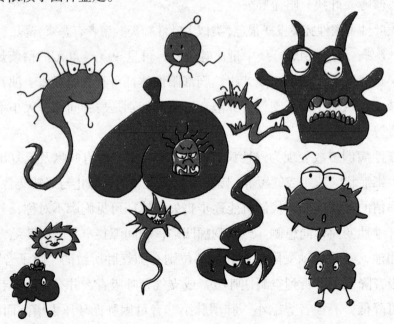

二、肺癌：中央型肺癌常有肺门附近有阴影，痰中带血，与肺门淋巴结结核相似。周围型肺癌可呈分叶状块影、团块，需与结核球鉴别。肺癌多见于40岁以上嗜烟男性；常无明显结核中毒症状，多有胸痛、刺激性咳嗽及进行性消瘦。X线胸片示团块状病灶边缘常有小毛刺、切迹，周围无卫星灶，胸部CT扫描可进一步鉴别，增强扫描后肺癌病灶常有增强。结合痰菌、脱落细胞检查及活检及通过纤支镜检查等，常能及时鉴别。但需注意有时肺癌与肺结核可以并存。临床上难以完全排除肺癌者，结合具体情况，必要时可考虑剖胸探查，以免贻误治疗时机。

三、肺炎：典型肺炎链球菌肺炎与继发性肺结核区别不难。继发性肺结核主要表现为干酪性肺炎或渗出性病变时，需与肺炎特别是肺炎链球菌肺炎鉴别。肺炎链球菌性肺炎起病急骤、高热、寒战、胸痛伴气急，咳铁锈色痰，X线胸片病变常局限于一叶，中性粒细胞及血白细胞总数增多，痰涂片或培养可分离到细菌，分枝杆菌或抗酸杆菌阴性，抗生素治疗有效。干酪样肺炎则多有结核中毒症状，起病较慢，咳黄色黏液痰，X线胸片病变可波及右上叶尖，后段，呈云絮状、密度不均，可出现虫蚀样空洞，抗结核治疗有效，痰中易找到分枝杆菌或抗酸杆菌。

有轻度咳嗽、病毒性肺炎或过敏性肺炎、低热的支原体肺炎在X线上的炎症征象，与早期继发性肺结核相似，对这一类一时难以鉴别的病例，不宜急于抗结核治疗，应先行结核相关检查如PPD试验，痰抗酸杆菌涂片，血清结核抗体等，如仍无法鉴别，可行抗炎治疗后复查。支原体肺炎通常在短时间内可自行消散；过敏性肺炎的肺内浸润常呈游走性，血中嗜酸性粒细胞增多。

四、肺脓肿：肺脓肿起病较急，高热、大量脓痰，空洞以厚壁多见，内常有液平面。肺结核空洞则多发生在肺上叶，空洞壁较薄，洞内很少有液平面。此外，肺脓肿痰中无分枝杆菌或抗酸杆菌，但有多种其他细菌，中性粒细胞及血白细胞总数增多，抗生素治疗效果很好。继发性肺结核中形成慢性纤维空洞合并感染时易与慢性肺脓肿混淆，后者痰抗酸杆菌或分枝杆菌阴性。

五、支气管扩张：有慢性咳嗽、咳痰及反复咯血，需与继发性肺结核鉴别。支气管扩张的痰结核菌阴性，X线胸片多无异常发现或仅见局部肺纹理增粗或卷发状阴影，CT尤其是高分辨CT有助确诊。需注意两种疾病可同时存在，而且结核病本身可导致支气管扩张，此时判定结核的活动性非常重要。

抗结核药物

一线抗结核药物

1. 异烟肼：INH是治疗结核病的基本药物，最强的抗结核药物之一，其作用机制可能是通过细菌内触酶——过氧化酶的活化作用，抑制敏感细菌分枝菌酸的合成而使细胞壁破裂。抑制细菌叶酸的合成，此药能杀死细胞内外几乎静止和生长代谢旺盛的结核菌，是一个全效杀菌剂。

2. 利福平：RFP为半合成广谱杀菌剂，与依赖于DNA的RNA多聚酶的β亚单位牢固结合，抑制细菌RNA的合成，防止该酶与DNA连接，从而阻断RNA转录过程。与异烟肼一样，本品能杀死细胞内外几乎静止和生长代谢旺盛的结核菌，属于全效杀菌剂。

3. 链霉素：SM抗菌机制为抑制细菌蛋白质的合成，对结核菌有较强的抗菌作用，属于氨基糖苷类抗生素。SM主要通过核蛋白体30S亚单位和干扰氨酰基–tRNA结合，抑制70S复合物形成，从而抑制肽链的延长，影响合成蛋白质，最终导致细菌死亡。但本品只能杀灭细胞外的结核菌，在pH中性时起作用，不易通过血脑屏障及透入细胞内，属于半效杀菌剂。

4. 吡嗪酰胺：本品为烟酰胺的衍生物，具有抑菌或杀菌作用，取决于细菌敏感度和药物浓度。本品仅在pH偏酸时（pH ≤ 5.6）有抗菌活性，为半效杀菌剂。

5. 乙胺丁醇：本品作用机制尚未完全阐明，可能为抑制RNA合成。为合成抑菌抗结核药。有研究认为可以增加细胞壁的通透性，渗入菌体内干扰RNA的合成，从而抑制细菌的繁殖。本品只对生长繁殖期的结核菌有效。

6. 氨硫脲：本品作用机制尚不十分清楚，为抑菌剂。有研究认为，TB1

易与铜生成一种络合物，使结核菌缺少铜离子，也可能有碍核酸的合成，并使菌体形态发生变化，如颗粒样变性、失去正常大小、抗酸染色反应减失产生线状或球菌状变形等。

二线抗结核药物

1. 对氨基水杨酸：PAS 对结核菌有抑制作用。本品为对氨基苯甲酸的同类物，通过对叶酸合成的竞争性抑制作用而抑制结核菌的生长繁殖。

2. 丙硫异烟胺：本品化学结构类似于氨硫脲，弱杀菌剂，作用机制尚不明确，可能对肽类合成具抑制作用，为异烟酸的衍生物。本品对结核菌的作用取决于感染部位的药物浓度，低浓度时仅具抑菌作用，高浓度具杀菌作用。

3. 阿米卡星：属于氨基糖苷类药物，在试管中对结核菌是一种高效杀菌药。AMK 的作用机制是与 30S 亚单位核糖体结合，干扰蛋白质的合成而产生抗菌作用。对耐 SM 的菌株仍然有效。

4. 卷曲霉素：CPM 为多肽复合物，是从卷曲链霉菌属中获得的一种杀菌剂，是有效的抗结核药物，对耐 SM、卡那霉素或 AMK 的细菌仍然有效，作用机制与氨基糖苷类药物相同。

5. 利福喷汀：利福类药物，作用机制与 RFP 相同。试管中的抗菌活力比 RFP 高 2 ~ 10 倍，在小鼠体内的抗结核作用也优于 RFP，消除半衰期时间亦较 RFP 延长 4 ~ 5 倍。所以，RPE 是一种长效、高效抗结核药物。

6. 利福布汀：利福类药物，作用机制与 RFP 相同，是由 S 类利福霉素衍生而来的半合成的抗生素。耐 RFP 的结核菌可能同时耐 RBU，但有研究结果表明，耐 RFP 结核菌对本品仍有 31% 的敏感度。

氟喹诺酮类药物在肺结核治疗中的应用

第三代氟喹诺酮类药物中有不少具有较强的抗结核分枝杆菌活性，氟喹诺酮类药物的主要优点是易经胃肠道吸收，消除半衰期较长，分布容积大，组织穿透性好，不良反应相对较小，适合于长程给药。这类化合物通过抑制结核菌旋转酶而使其 DNA 复制受阻，导致 DNA 降解及细菌死亡。

目前国内较常用于肺结核治疗的氟喹诺酮类药物主要有莫西沙星、氧氟沙星、左氧氟沙星和加替沙星等，效果上以 GAFX 和 MXFX 最佳，然后依次为 OFLX 和 LVFX。此外，还有抗结核疗效与 OFLX 相似的环丙沙星和疗效可与 GAFX 和 MXFX 相媲美的司氟沙星。但 CPFX 胃肠吸收差，生物利用度只有 50% ~ 70%，体内抗结核活性弱于 OFLX，且有研究证明，该药在试管内和 RFP 有拮抗作用，与茶碱类药物同时使用时，易使后者在体内蓄积；光敏反应则限制了 SPFX 的应用。如此种种，使得 SPFX 和 CPFX 在抗结核治疗的使用中并不广泛。

国外发达国家已将氟喹诺酮类药物用于各种类型的肺结核，根据我国的实际，氟喹诺酮类药物主要用于以下几种情况：

1. 耐药肺结核，尤其是耐多药肺结核；

2. 肺结核病人因种种原因不能耐受传统抗结核药物者。考虑到氟喹诺酮类药物间的交叉耐药性，只要条件许可，氟喹诺酮类药物可用至最高级，以求达到最佳的抗结核效果，对于 MDR-PTB 尤应如此。

复合制剂

复合制剂有抑菌剂与杀菌剂、增效剂与杀菌剂以及物理组合和化学组

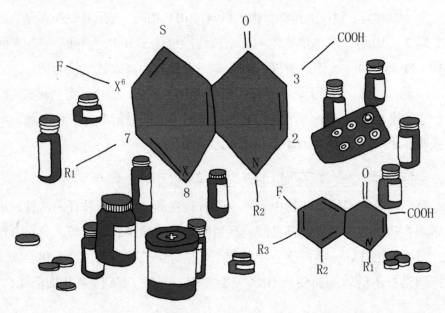

合等多种形式，一般是两药复合，也有三药复合的情况。物理组合的复合制剂的药效仅仅是单药累加效应，目的是提高病人的依从性。化学组合的复合制剂不仅可提高依从性，也能起到增进药物疗效的作用。

1. 固定剂量复合制剂

属于物理组合的复合制剂，是根据化疗方案的要求将几种不同的抗结核药物按一定剂量配方制成复合的抗结核胶囊或药片，有利于提高病人的用药依从性、病人的治疗管理、防止单一药物治疗结核病的现象发生。常用的有 RFP、INH 固定剂量复合制剂和 FRP、INH、PZA 固定剂量复合制剂。

2. 杀菌剂 + 增效剂的复合制剂

例如，利用单克隆抗体或脂质体作载体，使药物选择作用于靶位，增加药物在细胞内或病变局部的浓度，以增进疗效。文献早已报道了脂质体包埋的 RFP 和 INH 对鼠实验结核病的治疗取得良好效果。有人以携有吞噬刺激素的 RFP 脂质体治疗实验鼠结核病，使小鼠肺脏活菌数下降的效果明显强于游离 RFP。

3. 化学组合形式的复合制剂

对氨基水杨酸异烟肼片是这类药物的成功品种，其化学名为 4- 吡啶甲酰肼 -4- 氨基水杨酸盐，是 PAS 与 INH 的化学分子结合形式。疗效不仅高于单剂 INH，亦明显高于以物理方式混合的 PAS 与 INH。对耐 PAS 与 INH 的菌株仍然有效。Pa 口服后崩解快速而完全，最终以分子化合物的形式被肠绒毛吸收，肺内外分布较好，能够很轻易地到达淋巴、骨骼和脑脊液等部位。而且毒性低、耐药发生率低、耐受性良好。由于其小剂量片剂、服用方便和较低的不良反应，在儿童肺结核患者中尤为适用。